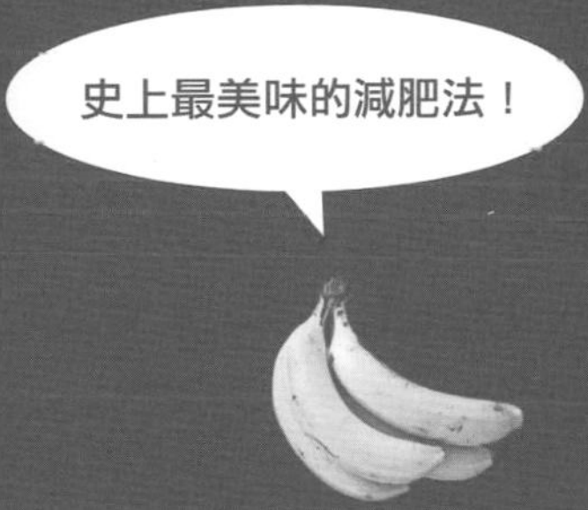
史上最美味的減肥法！

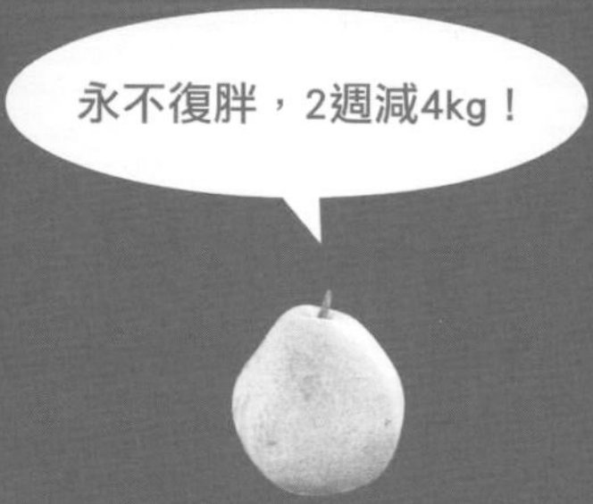
永不復胖，2週減4kg！

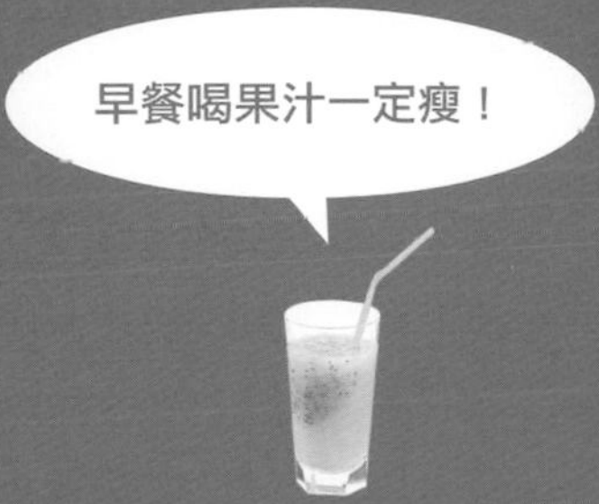
早餐喝果汁一定瘦！

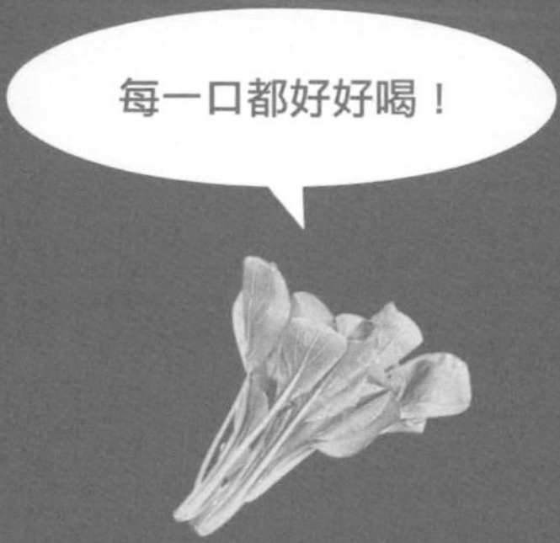
每一口都好好喝！

7天瘦肚子
の神奇蔬果汁

每天賣力運動，不如早餐喝果汁，3天一定瘦！
90道高酵特調果汁食譜大公開

藤井香江◎著　黃瓊仙◎譯

酵素たっぷりで「やせ体質」になる！
「朝ジュース」ダイエット

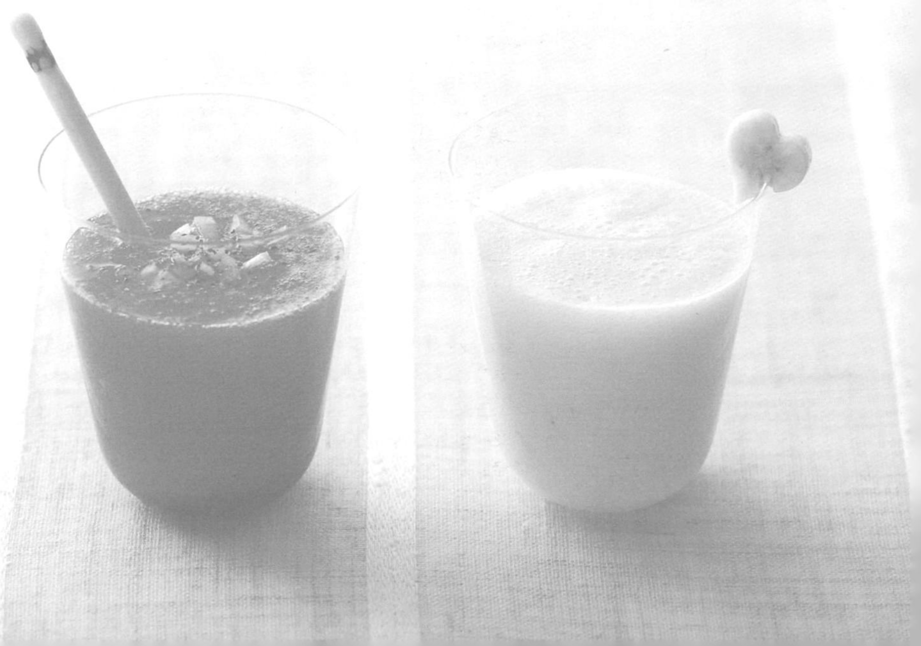

作者序

「神奇蔬果汁」讓我瘦20公斤，從此完全沒復胖
35歲，一樣瘦身成功！

十五年前，我成功減重20公斤，迄今完全沒有復胖，一直維持減肥成功後的身材。我曾經嘗試過各種減肥方法，最後卻都換來痛苦的失敗經驗。然而，自從我開始實行「早餐果汁減肥法」，體重竟然順利下降，讓我不再討厭自己，也充滿自信。

年輕時只想趕快變瘦，就能穿上美美的衣服，所以我不斷挑戰節食減肥、計算卡路里等艱辛痛苦的減肥方法，把自己搞得身心俱疲。而且，我變得很悲觀，人際關係不順，一有壓力就大啖甜點，導致便秘、水腫等問題出現。

一天一杯鮮果汁，活得自信又精采

35歲的我肩膀柔軟，比年輕的時候還更有自信，勇於面對自己的年齡和身材。這全是因為我懂得運用「飲食」來安撫善變的情緒與身體狀況。本書所介紹的「早餐果汁減肥法」非常適合我個性及體質，讓我享受在其中。如果各位讀者也能透過這本書，讓你更勇敢面對自己的身心狀況，活得亮麗精采，那麼就達成我出版本書的目的，我會感到非常欣慰的。

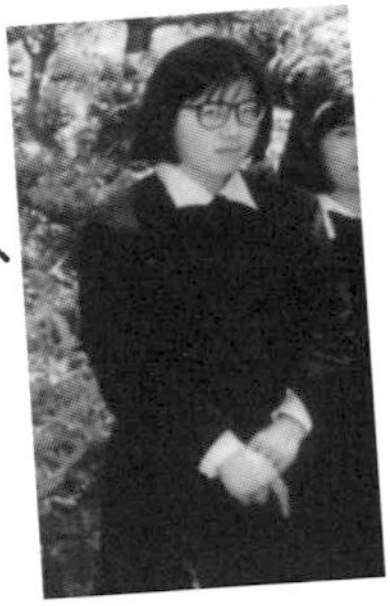

◀18歲時體重已胖到70公斤。

這本書是我過去十五年實行「早餐果汁減肥法」的心路歷程全紀錄。從多位老師及專業書籍中學到的知識，以及隨著年齡增長而體驗到的生理狀況變化過程，全部如實收錄。減肥不是一時，為了讓大家把「早餐果汁減肥法」視為一生的功課，確實享受「早餐果汁」的樂活生活，我決定將個人真實的減肥經驗與大家分享。

「希望更美麗」、「希望更有自信」。只要你有這樣的想法，就會一輩子奉行減肥生活。為了「永保年輕，不要發胖」，讓我們一起開始實行健康的「早餐果汁減肥法」！

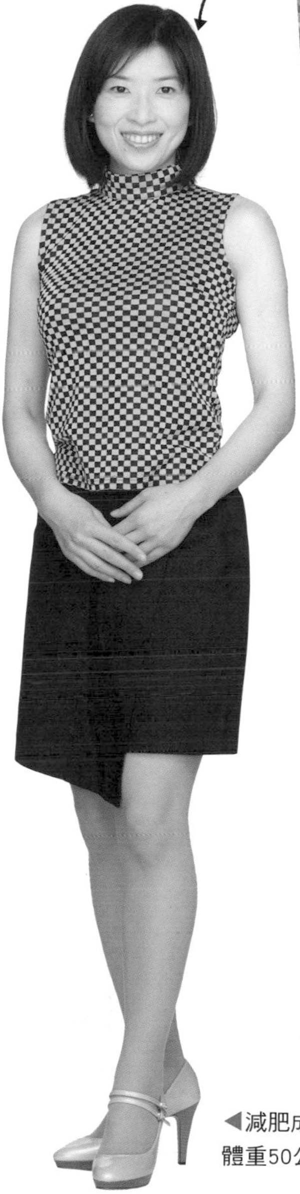

◀減肥成功後，身高160公分、體重50公斤，至今未再復胖。

每天賣力運動，忍耐少吃！

不如早餐喝一杯「高酵素果汁」！

「早餐果汁減肥法」是為了想美麗瘦身的成人朋友所設計的減肥方法。我運用成功減重20公斤的經驗，以「酵素營養學」等知識為依據，研發了這個簡單又輕鬆，並且絕對不會復胖的減肥法。

身體的基礎代謝量會隨著年齡增長而遞減，如果持續年輕時的不良生活習慣，恐怕會愈來愈胖。然而，**只是「減少食量」或「過於表面化的卡路里計算」，反而會導致營養不良，使代謝功能停滯，變成易胖體質。**

成人減肥的重點在於改善「因年齡增長而退化的代謝功能」，以及積極攝取具有抗老化效果的食材。最適合的方法就是「早餐果汁減肥法」。

新鮮的蔬果除了富含維持身體機能的維生素和礦物質等成分，也富含強化消化代謝功能的「酵素」與保持年輕的「抗氧化物質」。蔬菜和水果也有提升解毒力、免疫力、美容肌膚的功效。

早餐果汁減肥法最受矚目的部分就是代謝必需的「酵素」。

每天早上喝一杯富含酵素等各種營養素的新鮮果汁，可以改善代謝功能，培養自然變瘦的體質，維持曼妙身材。而且，減肥期間常會遇到的便秘、肌膚粗糙、情緒焦慮等不適症狀都不會出現。你會覺得全身充滿活力，美麗瘦身的能力也會跟著提升。因為你已經擁有易瘦體質，平日不怕脂肪屯積，這就是可以一輩子維持曼妙身材的祕訣。

5關鍵，早餐喝果汁就會瘦！

開始實行「早餐果汁減肥法」前，有五個重點務必要注意，
充分瞭解內容再執行，會有事半功倍的效果。

1 以「新鮮果汁」取代早餐

早上是「排泄」時間，不要攝取難消化的食物，改喝富含酵素的新鮮果汁，可以強化代謝功能，變成「易瘦體質」。

2 果汁機是最佳榨汁工具

使用果汁機榨出的果汁富含食物纖維，只喝一杯就很有飽腹感。還可以抑制血糖快速上升，是最佳的減肥飲品。

3 使用新鮮當季食材榨汁

新鮮水果或蔬菜富含酵素、維生素、礦物質、食物纖維。一杯新鮮果汁就是「美麗瘦身」營養素的濃縮品。

4 重點在於「持之以恆」

減肥要持之以恆才有效果。快的話大約3～7天就能感覺到身體的變化。一直以來都無法成功減肥的人，一定要挑戰看看。

5 自由搭配食材永遠吃不膩

你可以參考本書介紹的食譜，或是依照不同的味道調配要訣，使用喜歡的食材輕鬆搭配，所以永遠吃不膩。

「早餐果汁減肥法」能持之以恆的完美理由！

＊中午正常吃	午餐可以吃喜歡的食物，不必刻意少吃、努力節食、也不用抑制食慾。
＊簡單又省時	將食材切好榨汁只要花3分鐘，比做早餐還簡單。
＊身體喜悅輕鬆	因為身體感到喜悅高興，毒素煩惱都被淨化掉了，所以不會覺得焦慮不安。
＊不需要逞強忍耐	覺得榨果汁麻煩，直接吃水果也行。

目錄

Part 3

只要3分鐘，DIY果汁好簡單！「愈喝愈瘦」的四季減肥果汁！

Part 4 不發胖、不怕體質變冷、血糖不升高！早上空腹喝果汁，一定減肥成功！

Part 5

8個黃金關鍵，讓你遠離初老、瘦更快！你一定要知道的減肥常識

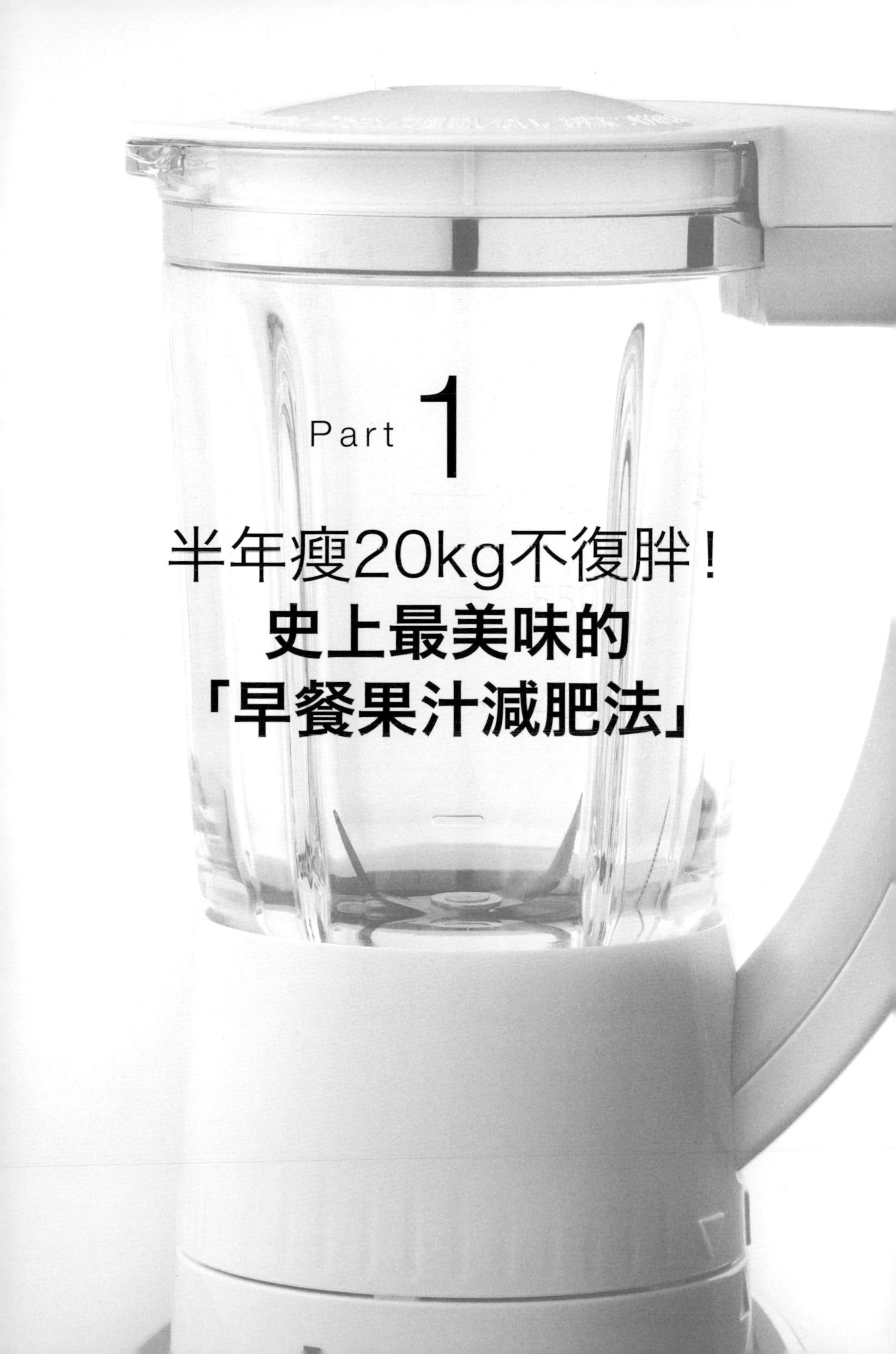

Part 1

半年瘦20kg不復胖！
史上最美味的「早餐果汁減肥法」

曾經不吃澱粉、只吃香蕉都失敗，只是早餐喝神奇蔬果汁，竟然瘦20kg！

現在回想起來，成功瘦下20公斤，竟然是十五年前的事。17歲的時候，因為停止運動習慣，本來一直維持在50公斤的體重卻開始增加，等我察覺時，體重計指針已毫不留情的轉到70公斤，身材不停地往橫向發展，每天照鏡子總是覺得自己又胖又醜，一點都不美麗，忍不住討厭起這樣的自己。儘管如此，**當時的我始終把「吃」當做是人生唯一樂趣，根本不知道該如何「抑制食慾」**，因此體重計的指針也毫不留情的向右轉。

胖到大腿肉摩擦、肥肚擠壓，這樣的醜態，讓我下定決心減肥

當時，我已經肥胖到連走路大腿都會互相摩擦，很痛苦；坐下來的時候肚子的贅肉又會擠成一團，很難受。每次看到身材姣好的女生老是會酸她們幾句，現在想起來真的覺得很丟臉。又胖、脾氣又不好，真的很討樣這樣的自己，「難道，我的人生就只能這樣嗎？」我不斷地自問自答幾百遍之後，終於下定決心要改變，於是我開始尋求各種減肥的方法。

剛開始，我拼命閱讀各種減肥書籍，只吃蘋果、高麗菜、香蕉、蛋、優酪乳等的「單品減肥法」、計算「卡路里」減肥法、「一天兩餐」減肥法、「不吃澱粉」食物減肥法等，號稱可以瘦身的方法我全部都試過。**可是，減肥計畫一結束，隱忍許久的食慾開始引爆，瘦了3公斤卻又復胖5公斤，一直在這樣的惡夢中輪迴。**

這樣的生活持續了兩年，有一天我發現月經沒來，身體還出現頭痛、貧血等不適症狀。我趕緊到醫院檢查，醫生說我是營養失調：「這麼胖，還會營養失調!?」當下我大受打擊、啞口無言。從此以後，我積極詢問許多醫師，努力閱讀專業書籍，認真思考身體的結構，哪些食物對身體會有何反應，哪些食物吃了會胖，吸收許多知識。就在那時候，某位醫師的建議讓我銘感於心，於是我做了這樣的決定：「試著回歸原點，回歸孩童發育時期的飲食生活。」

一個月居然瘦9公斤，「營養均衡」就有驚人的減肥效果

回歸原點的飲食生活就是：❶每天早上喝新鮮水果或蔬菜榨成的果汁；❷零食是自然有機的蕃薯乾或小魚乾；❸晚餐在晚上7點半前吃完，菜色以生魚片、燙蔬菜為主的清淡料理。結果，一直降下不來的體重竟在兩星期內降了4公斤！過了大約一個月，又減了5公斤。還順利度過挫折感很重的減肥停滯期，體重很順利地下降中。

然後，就在滿一百天時，我成功瘦了15公斤！再過了80天，又再瘦了5公斤，體重從70公斤變成50公斤。我並沒有辛苦運動或控制卡路里，還是減肥成功。我想知道減肥有效的理由，便仔細研究水果及蔬菜的營養資料，原來是「營養均衡」造就這樣的驚人減肥效果。大自然的力量真偉大！到現在我都還覺得很不可思議呢。

我現在仍然持續每天早上喝果汁的習慣。因為這樣，即使有幾天吃得比較多，過了一星期後，體重就會恢復原來的數字。「早餐果汁減肥法」帶給我勇氣，讓我成功瘦身，我也因此活得更有自信。

早餐喝果汁，「肥胖體質」改變了！
實現夢幻體重，49kg！15年沒復胖

在此簡單地介紹我的減肥故事。五月二日，開始了我的早餐果汁生活。一週後瘦了1公斤。因為結果不如預期，我將晚餐時間由八點提前至七點，睡前的五個小時就是「消化時間」。第二週的五月十六日，減了4公斤。臉頰和眼皮的肉雖略微減少，但是臉色蒼白，有貧血現象，為了補充鐵質，以喝「油菜汁」為主。

一個月後，肉肉臉開始縮小、三層肚變兩層肚

第三週，進入減肥停滯期，體重數字沒有任何變化。我開始焦慮，每天靠吃小魚乾、昆布抒解壓力。到了月底，體重開始逐漸減輕，六月一日是65公斤。我成功地在一個月內減了5公斤。鼻頭兩側的臉頰贅肉不見了，三層肚變成兩層肚。可是，胸圍縮小，開始利用啞鈴鍛鍊大胸肌。從第二個月的中旬開始，體重又順利地開始減輕，六月底，達到62公斤的目標。

接著，減肥後的第三個月，也就是七月中旬，體重數字終於變成5字頭。**身材整個瘦了一圈，惱人的大腿摩擦問題也解決了。下巴和手臂贅肉也明顯減少。**我在這幾個月裡減少食量，早餐喝「紅蘿蔔汁」補充營養。盡量早睡早起，養成早晨排便的習慣，便秘問題獲得改善。後來，體重數字就在2～3公斤的範圍內反覆增增減減，到了十月一日，體重竟然達到我夢寐以求的49公斤！

接下來體重並沒有大幅變化，十月三十一日，體重50公斤，成功達成目標。現在我每天早上持續喝果汁，再也沒有復胖的問題，15年來體重都維持在50公斤左右。

持續「早餐果汁生活」6個月的體重變化

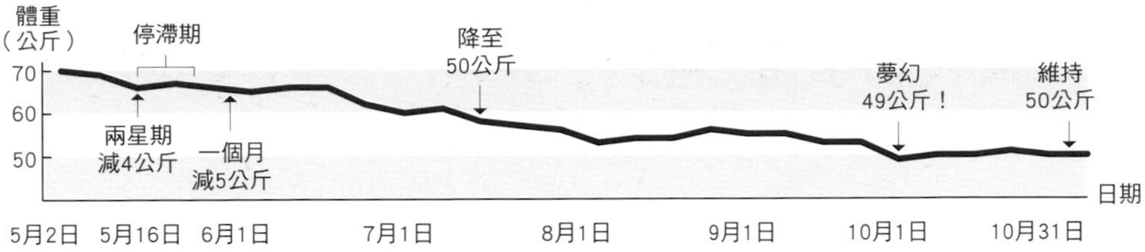

「早餐果汁減肥法」的生活飲食表

接下來介紹我從開始實行「早餐果汁減肥法」之後，各時期的生活飲食範例。重點在於早餐和晚餐的飲食內容。請各位比較各時期的差異。

減量期（剛開始減肥時）

6:30	起床。常溫水、紅蘿蔔汁1～2杯（有飽腹效果）
8:30	糙米飯糰一個（每週2次）
9:00～12:00	工作。點心是黑糖或水果乾（柿子乾、葡萄乾）
12:00	午餐是日式定食（沙拉、生魚片、味噌湯、飯半碗、醃漬食物）
13:00～18:00	工作
19:00	晚餐（放了大量蔬菜的蕎麥麵、沙拉、小菜一盤）
22:00～23:00	洗澡（半身泡澡浴）
24:00	就寢

★體重積極下降的時期。【早餐】是營養均衡，有飽腹效果的紅蘿蔔汁，能預防肚子餓。【午餐】和【晚餐】攝取富含食物酵素和食物纖維的食物，晚上不吃高熱量的白米飯。

停滯期（實行第二週～第三週）

6:00	起床。常溫水、葡萄柚芹菜汁1杯半
8:30	不吃飯糰。點心是小魚乾和昆布（預防精神焦慮）
9:00～12:00	工作
12:00	午餐吃喜歡的食物（基本是和食）。自備的博士茶（註）一杯（燃燒脂肪）
13:00～18:00	工作。點心是黑巧克力兩顆
19:00	晚餐。（豆漿鍋、糙米飯半碗、海藻沙拉）
22:00～23:00	洗澡（半身泡澡浴）
24:00	就寢

★因為體重沒有改變，難免心情焦慮。這段時期如果太克制食慾，反而容易因壓力大而暴飲暴食，多攝取有放鬆效果的食材，富含維生素、礦物質、食物纖維，有益美容的食材，消除焦慮感。

體重維持期（計畫結束後到現在）

6:30	起床。常溫水、當季新鮮果汁1杯
8:30	糙米飯糰（每週2次）
9:00～12:00	工作。點心喝豆漿
12:00	午餐吃喜歡的食物（日式・西式・中式）
13:00～18:00	工作。點心是甜點1～2個（每週3次）
20:00	晚餐（以生食為主的定食：生魚片或義式生牛肉、糙米飯、味噌湯、沙拉、泡菜豆腐、煎魚）（蛋白質食物每週3次）
22:0023:00	洗澡（半身泡澡浴）
24:00	就寢

★這段期間的重點是「維持體重不要增加」，所以不必節食。【早餐】喝當季新鮮蔬果榨成的果汁，【午餐】重點在於補充營養，可以吃喜歡的食物。【晚餐】攝取酵素，以生食或發酵食品為主。

註：博士茶是由南非的植物針葉烘製而成，不含咖啡因且低單寧酸，具抗氧化、改善便秘的功效。可在有機食品店、大賣場及網路購買。（資料來源：網路）

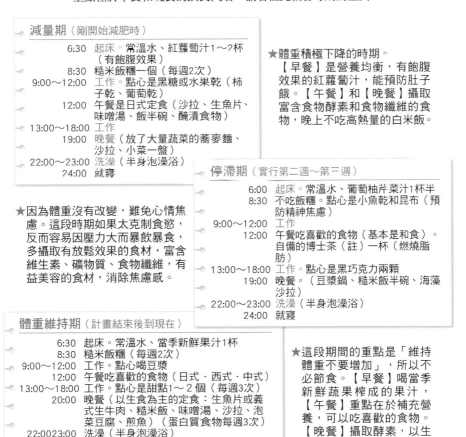

為什麼沒吃什麼，也會一直胖？

「老化」和「營養不良」造成代謝力下降，當然會一年比一年胖！

為什麼人會變胖呢？現代醫學常識認為，當攝取的卡路里比消耗的卡路里多時，人就會變胖。因為吃太多或喝太多酒而攝取超出所需的卡路里時，無法消耗的脂肪當然會屯積體內，讓體重增加。可是，除了留意卡路里攝取量，還有其他需要注意的事項，那就是導致代謝變差的原因。「老化」和「營養不良」是代謝變差的原因。我希望大家知道這件事，在此針對這兩個原因加以說明。

應該有不少人覺得自己一年比一年胖吧？當年紀漸長，身體的各個細胞或器官功能會衰退，無法充分發揮功能。當身體老化後，腸胃的消化吸收能力會變差，基礎代謝功能也變差。於是，攝取進來的卡路里無法用盡，多餘養分就儲存於脂肪細胞，人也容易發胖。

● 預防老化，多攝取「抗氧化食材」就對了

可是，關於老化現象，有的可以預防，有的無法阻止。「細胞或荷爾蒙功能變差」就是無法阻止的老化症狀。「因活性氧導致氧化」或「蛋白質糖化」等現象，是可以預防的老化現象，只要留意生活作息就能加以預防。

當你食量過大或覺得有壓力時，體內就會產生「活性氧」。簡單來說，活性氧過剩會破壞正常細胞，進而導致老化、引發各種疾病。因此請務必留意生活習慣，吃飯速度不要太快，也不該暴飲暴食，別讓壓力累積。首先，多攝取「抗氧化食材」，就

能阻止活性氧氧化。舉例來說，紅蘿蔔的β胡蘿蔔素、檸檬或奇異果所含的維生素C、杏仁或南瓜的維生素E、蘋果或大豆的多酚成分等，都具有抗氧化的效果。將這些食材榨汁飲用，就可以每天補充到所需營養素。

「蛋白質糖化」是指體內的蛋白質會透過飲食與攝取的糖分結合，變成劣質蛋白質。這樣的改變會導致身體性能變差，人也容易變胖。**控制穀類、薯類、甜點等多糖食物的攝取量，可以預防蛋白質糖化現象發生。**

「營養不足」讓身體毒素愈積愈多，當然容易胖

接著來聊聊營養不足的問題。長期吃冷凍食品、便利商店食物、外食等高脂肪食物的話，身體所需的營養素會不足。當食物纖維攝取不足，無法消化的殘留食物會導致腸內腐敗細菌增殖，變成毒素。於是出現便秘、肌膚粗糙等問題，身體吸收營養的能力也會變差，身體的循環作用也會惡化，血液變濃濁。足夠的氧氣或養分無法順利運送至全身各處，各器官或內臟將無法正常運作，結果基礎代謝變差，變成肥胖體質。

如上所述，「老化」或「營養不足」會導致身體發胖，該如何預防呢？改善關鍵在於「酵素」。**攝取富含酵素的新鮮水果汁或蔬菜汁，可以補充酵素，讓代謝變好，自然能擁有易瘦體質。沒錯，「酵素力量」就是變瘦的關鍵。**

胖或瘦，「酵素」是關鍵！
新鮮水果蔬菜汁，讓脂肪超燃燒

酵素與呼吸、代謝、食物的消化吸收、血液循環、運動等所有的生命活動關係密切。酵素可以分為體內的「潛在酵素」與透過飲食攝取到的「食物酵素」兩種。

體內潛在酵素有「消化酵素」和「代謝酵素」兩類。當我們吃了食物，口腔或胃等器官會分泌「消化酵素」，分解食物養分，轉換為容易被身體吸收的形態。「代謝酵素」就如其名，負責將養分轉換為能量，修復損壞的細胞，促進老舊廢物排泄，與人體維生功能有密切關係。

這兩種酵素彼此有密切關聯，當消化酵素使用過量，代謝酵素量會減少。當我們吃太多讓消化功能負擔過大，多數酵素都用來消化食物，能用於代謝的酵素就會變少。於是，體內的代謝酵素無法充分工作，屯積體內的脂肪不能燃燒，人就會發胖。總而言之，**想變瘦的話，重點就是讓「代謝酵素」充分發揮功能。**

「潛在酵素」會隨著年齡增長而變少，加上一天的產量有限，必須透過食物補充酵素。水果、蔬菜、新鮮魚肉生食富含食物酵素成分。食物酵素怕熱，**如果以超過48度的溫度加熱，會破壞酵素，所以最好生食。如果飲用富含食物酵素的新鮮水果汁或蔬菜汁，可以幫助消化，促進代謝。**

喝新鮮蔬果汁可以攝取到提升酵素功能的輔佐酵素，活化身體的代謝功能，讓屯積已久的肥肉脂肪加速燃燒，自然養成「瘦子體質」。

酵素3種類

存在於體內的酵素
（潛在酵素）

透過食物攝取的酵素

消化酵素

功能 消化食物

口腔、胃、小腸等消化器官分泌酵素，消化入口的食物。

代謝酵素

功能 生命活動

新陳代謝、治癒疾病、脂肪分解・燃燒、老舊廢物排泄等所有維生功能正常運作所需的酵素。

食物酵素

功能 消化食物

蔬菜、水果、魚、肉等的生鮮食物富含食物酵素，能幫助消化體內食物。

「酵素不足」導致變胖的原因！

過度消耗消化酵素

若吃太多高脂肪、高蛋白食物或加熱後不含酵素的食物、加工食品，會帶給消化功能過度負擔，進而大量消耗消化酵素。

↓

代謝酵素不足

消化酵素和代謝酵素都是潛在酵素的產物，所以分量有限。一旦大量使用消化酵素，代謝酵素會不足。

↓

脂肪無法燃燒，變胖

因為代謝酵素無法充分工作，脂肪無法被分解、燃燒，而屯積體內。

↓ ← 早餐喝果汁可補充「食物酵素」

食物酵素能幫助消化，活化代謝功能，成功變瘦！

食物酵素會輔助消化酵素，讓代謝酵素充分發揮功能，進而促進脂肪分解與燃燒。

早上是「減肥黃金時間」
配合生理時鐘減肥最有效！

我希望大家能瞭解體內酵素的工作時間。每天消化酵素和代謝酵素的工作時間並不相同。如果在非消化酵素工作時間進食，代謝功能會停滯，將危害健康。

根據酵素營養學理論，依據體內酵素的作用內容，可以將一天二十四小時區分為「排泄」、「消化」、「吸收」三個時段。早晨4點至中午是「代謝酵素」工作時間，也就是將老舊排出體外的「排泄」時間。中午至晚上8點「消化酵素」開始熱絡工作，乃是從食物攝取營養素的「營養補充與消化」時間。晚上8點至早晨四點是細胞修復，進行新陳代謝的「吸收與代謝」時間。

早餐喝蔬果汁，「排泄」比「補充營養」還重要

如果在「排泄」時段的早上吃了讓消化有負擔的肉、魚、飯等食物，當然排泄功能會停滯。持續這樣的生活，像膠狀污泥的廢物會屯積體內，導致便秘、肌膚粗糙、身體不適，無法瘦得漂亮。因此，**早上（代謝酵素活動的時段），攝取利於排泄的食物比補充營養還重要**。如果是新鮮水果汁或蔬菜汁，可以吸收到利於消化的大量酵素，絕對不會動用到消化酵素。因為這樣，代謝酵素就能充分活動，讓排泄順暢。鮮榨蔬果汁確實是最適合「排泄」時段的早餐。早餐喝果汁還能補充大腦所需的糖分營養素，製造足夠的上午時段活動能量。

一天的生理時鐘

以攝取至體內的營養或酵素為動力，進行新陳代謝的時段。用餐時以容易消化的食物為主，食量不要多。晚上12點前就寢。

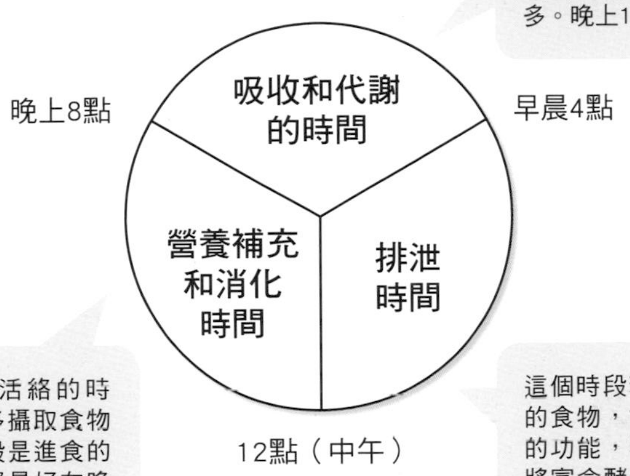

消化酵素功能活絡的時段。提醒自己多攝取食物酵素，這個時段是進食的最佳時間。晚餐最好在晚上8點前用餐完畢。

這個時段若吃了不易消化的食物，會妨礙代謝酵素的功能，導致排泄停滯。將富含酵素的鮮榨果汁當做早餐飲用，有利排泄。

為了讓酵素作用活絡，絕對少不了輔酵素的幫忙。維生素A、B群，C、D、E、鈣、鈉、鎂、鐵、亞鉛都是輔酵素，種類多達二十幾種，它們是能讓酵素順利運作的幫手。水果或蔬菜也富含維生素及礦物質，喝鮮榨果汁可以同時攝取到酵素和輔酵素，真是一舉兩得。

不過，**就算攝取再多的酵素或輔酵素，一旦有壓力就會消耗到這些酵素。為了培養易瘦體質，每天早餐喝果汁補充酵素非常重要。**

我當然每天早餐喝果汁，晚上8點以後我會選擇好消化的食物，攝取能夠提升酵素力的味噌、優格、醋醃食物等發酵食品。晚上12點準時就寢，讓身體休息，活化吸收和代謝功能。**別忘了，當體溫下降時，酵素活動力會變差**，因此在寒冷的夜晚請注意保暖，別讓身體受寒。

不需要勉強自己，在自己的能力範圍內調整正確的生活習慣，自然就能擁有易瘦體質。

早餐喝果汁 貴婦不說的美麗秘訣，便秘消失、美肌、抗老化

「早餐果汁減肥法」可以從新鮮水果或蔬菜攝取到足夠的食物酵素，活絡代謝功能，讓人變瘦。只要代謝功能變好，老舊廢物就能順利排泄，也能促進脂肪的分解與燃燒，養成易瘦體質。

新鮮水果或蔬菜、生魚或生肉等生食食物都含有食物酵素。可是，吃生魚或生肉的話，為了消化蛋白質或脂質，會消耗大量酵素。如果希望不讓消化有負擔，又能有效補充酵素，攝取水果或蔬菜是最好的方法。**將水果或蔬菜榨汁，比直接食用更好消化，攝取量也會變多，絕對能補充所需的酵素。而且研究也證實，將水果或蔬菜磨碎的話，酵素更活性化。**

水果或蔬菜也富含維生素、礦物質、食物纖維、抗氧化物質等營養素。在排泄時段的早上喝果汁，當然可以補充酵素和營養，還能讓排便順暢，提升身體的循環功能。這些營養素可以消除美容與健康的頭號敵人「活性氧」，又能阻止紫外線或壓力對身體造成傷害。**從抗衰老觀點來看，早上喝一杯果汁，其美容功效絕對超越高級保養品。**

每天早餐持續喝果汁的話，你的體質將會慢慢改變，精神和身體都會更健康，人也會愈來愈美麗。不必要求立即見到效果，如果能夠每天確實品嚐果汁的美味，自然就能改善體質，體重一定可以維持在理想的數字範圍內。

早餐喝果汁，喝到那些「營養素」？

維生素

維生素被喻為是身體的潤滑油，可以促進糖質、蛋白質、脂質的代謝。除了能強化皮膚、黏膜等的新陳代謝功能，也有消除疲勞、抗壓的效果。尤其是維生素B1和B2，前者是糖質代謝必需營養素，後者是代謝脂肪的必需營養素。

食物纖維

食物纖維是腸道清潔工。可以讓腸內益菌或排泄量變多，改善通便情況。食物纖維具有排毒作用，吸收有害物質加以排泄。也有抑制血糖值上升的功用。蘋果、奇異果、柿子乾、四季豆等食物富含食物纖維。

鉀

鉀可以讓多餘的鈉排出體外，確保正常的細胞內部環境。還有降血壓，改善水腫的功效。鉀攝取不足時，人會變得沒力氣，也容易中暑。水分多的水果或夏季食材、鳳梨、酪梨皆富含鉀成分。

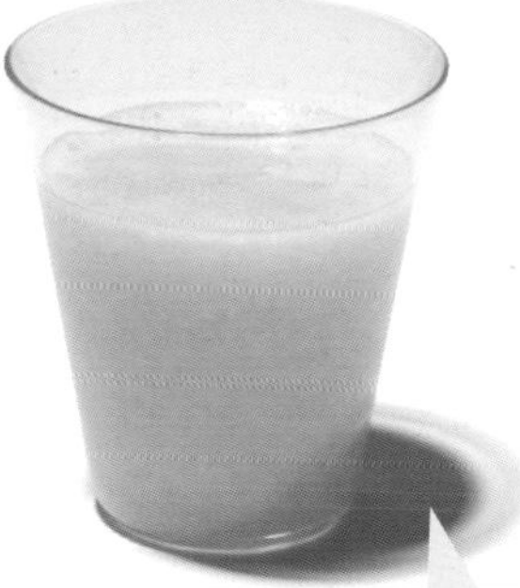

植化素

植化素是保護植物免於紫外線傷害或蟲害的機能性成分。它的抗氧化能力強，可以阻止活性氧攻擊身體，也有預防老化的效果。番茄的茄紅素、紅蘿蔔的β胡蘿蔔素、葡萄的花青素等，都屬於植化素。

糖質

糖質是大腦唯一的能量來源。水果的果糖可以快速被身體吸收，立即轉換為能量。果糖被細胞吸收時，不需要胰島素，所以血糖值不易上升。果糖容易完全燃燒，不會殘留毒素於體內。

蛋白質

蛋白質是維持生命活動的必需營養素。它是臟器、肌肉、皮膚等的製造材料，也是代謝活動不可欠缺的酵素、神經傳導物質、免疫抗體的形成元素。大豆富含必須氨基酸中的色氨酸。

「早餐果汁生活」的3個基本原則

1 使用新鮮食材製作果汁

攝取食物纖維是早餐喝果汁的最重要目的。酵素一加熱就會壞死，一定要使用生鮮食材榨果汁。如果是鮮榨果汁，不會破壞維生素或礦物質等營養成分，還能立即有效補充更多的營養素，可以改善體質為易瘦體質，是最佳減肥飲品。早餐喝果汁可以讓排便更順暢。

2 果汁榨好後立刻飲用

果汁榨好後要馬上喝。如果放置太久，果汁會氧化，酵素力會降低。維生素等營養素容易流失，果汁會分離，味道可能會變。

3 早上空腹喝果汁就不會發胖

請在空腹時喝果汁。水果在成熟階段會因食物酵素的作用被消化完畢，不會屯留於胃裡。可是，如果先吃了東西，在這些食物未消化完畢時喝了鮮榨果汁，果汁會長時間停留在胃裡，水果的糖質會發酵，阻礙消化。如果吃了飯或麵包，至少要等20至30分鐘後再喝果汁。

就從明天開始變瘦吧！
人人都適用的早餐果汁減肥計畫！

只要將果汁材料準備齊全，明天就能開始早餐喝果汁生活。以下介紹的「早餐果汁減肥計畫」是任何人都可以持之以恆的方法。

早餐，喝一杯富含酵素的鮮榨果汁

早上起床後，喝一杯常溫水和新鮮水果或蔬菜榨成的果汁。**肌膚感覺粗糙、蠟黃或身體不適時，建議喝營養均衡的紅蘿蔔汁。**如果只喝一杯果汁會肚子餓時，可以多喝幾杯，直到有飽足感為止。還有，如果很想吃東西的話，就吃一個糙米飯糰。可是，如果先吃飯糰，再喝果汁，果糖會在胃裡發酵，切記吃了飯糰要等20至30分鐘後再喝果汁。在忙碌的早上，可以用水果代替果汁，也能擁有相同的效果。

午餐，就吃喜歡的食物吧！

午餐可以安心吃喜歡的東西。但要提醒自己吃飯速度不要太快，也不要吃太多，細嚼慢嚥好好品嚐美食。**中午是消化酵素的工作時間，午餐吃多一點，可以抑制晚餐食量**，好好安排一日三餐的食量。盡量避免攝取高脂肪．高蛋白料理或使用不好的油烹調的菜色。飯後想睡覺，表示你吃太多了。因為體內許多酵素被用於消化，沒有酵素進行代謝作用，身體活力轉弱，才會想睡覺。

下午，肚子餓吃點心也OK！

下午工作如果感到肚子餓，也可以每天吃點心。只是，**請選擇血糖值上升速度**

慢、易有飽腹感的堅果類或少量的黑色巧克力。水果乾以柿子乾、薯乾等自然食品最理想。多糖或多脂的甜甜圈、蛋糕、蜂蜜蛋糕、加了許多砂糖的銅鑼燒、油炸零食等，都是會讓人老化或變胖的食物，最好敬而遠之。

晚餐，7～10點飲食原則大不同

「晚餐太晚吃」和「吃太多」是導致肥胖的最大原因。**就算你早餐喝果汁，如果很晚才吃晚餐，完全不會有任何的減肥效果。**過了晚上8點，身體狀況就進入迎接新一天到來的「吸收和代謝」時間。最理想的作法是在晚上8點前用餐完畢。記得控制食量，八分飽最佳。

如果不得已到晚上8點後才進食，請選擇容易消化的食物。將兩樣配菜換成可以攝取到食物酵素的生食（沙拉或生魚片等）或活化酵素力的發酵食品（泡菜或納豆等），效果更棒。若在晚上9點以後吃晚餐，最好增加生食菜色的份量，並將飯減量為半碗。過了10點以後才用餐的話，最好只喝蔬菜湯或沙拉。因外食吃太多時，等食物消化，肚子沒有那麼飽以後再就寢，才不會讓身體有負擔。

請在晚上12點前入睡，讓身體進行修復

請養成最晚在晚上12點前睡覺的習慣。晚上8點至早晨4點是生理修復時間。當我們睡覺時，內臟器官依然繼續在工作，進行新陳代謝，為明天做準備。為了不讓能量用於其他事情，早點休息很重要。**據說優質睡眠可以讓體內酵素量變多，進而改善體質，所以千萬不要熬夜。**

★ 誰說一定得賣力運動才會瘦？

適度運動有益減肥。不過，如果運動起來很辛苦，就是反效果。能流點小汗，讓心情有所轉換的運動就夠了。我為了活動股關節，總是邁開大步走路。還有為了不讓胸部因減肥變小，也會做啞鈴運動鍛練胸大肌。

一日斷食果汁 輕鬆排除毒素，體內淨化，毫不費力就能瘦！

「早餐果汁減肥法」也算是一種短期斷食法，持續進行的話，減肥效果更棒。據說將沾黏大腸的宿便或中性脂肪、污物等廢物排出體外，身體的循環功能會更好。我們本來就會天天洗澡，清除身體污垢，如果不幫體內大掃除，髒東西會愈積愈多。

食品添加物、老舊廢物、毒素、有害物質等沒用的東西放置不管的話，體內酵素無法充分發揮效能，代謝就會不順暢。「斷食」是重新設定身體功能的方法，**讓一直在工作的各器官獲得充分休息，製造讓酵素可以充分發揮效能的理想環境**。

已有研究確認「短期斷食法」具有減肥效果。本書介紹的是一個人也能安心進行的生鮮蔬果汁斷食法。飲用取代正餐，不會讓消化有負擔的果汁，可以排除體內廢物，同時補充代謝時所需的酵素、維生素、礦物質等養分，提高身體的循環功能。

小小一杯「斷食果汁」，讓身體加倍有活力

跟朋友聚餐或出席宴會，常會在快樂氣氛的慫恿下，忍不住吃多喝多。可是，短暫的快樂卻換來隔天早上腹脹、身體水腫等問題。而且隨著年齡增長，這些不良影響會馬上反映在身體。

如果你遇到這些狀況，建議隔天只喝水和果汁，進行「一日斷食」。只有一天不吃任何食物，只喝好消化的蔬果汁，可以讓不停在工作的消化器官或肝臟獲

得短暫的休息，讓體內所有器官恢復活力。當腸道功能變好，就能順暢排泄老舊廢物，排便也獲得改善，肌膚變得明亮，累積多日的疲勞也會煙消雲散。希望效果更好時，斷食前後飲食以容易消化的日式生食為主。只吃六分飽或七分飽，並記得要細嚼慢嚥。

一日斷食果汁

基本上任何果汁都行；不過，如果是酵素含量多的食材榨成的果汁，更能促進代謝功能。蔬菜：水果：水或豆漿或優格的比例為1：1：2，以這個比例榨汁，製作專屬於你的獨一無二美味果汁。

食譜範例

材料（一人份．200ml）

蔬菜…50g（油菜10g、紅蘿蔔40g）

水果…50g（香蕉10g、蘋果40g）

水…100ml

作法

1. 紅蘿蔔、香蕉去皮，切成一口大小。
2. 所有材料放進調理機裡，榨成汁即可。

一日斷食法流程

前天晚餐	晚上7點前用餐完畢，以輕食為主（蕎麥麵、沙拉等）
早餐	常溫水1～2杯 斷食果汁2杯（400ml） （材料＝油菜、紅蘿蔔、香蕉、蘋果、水）
午餐	常溫水1～2杯 斷食果汁2杯（400ml） （材料＝油菜、紅蘿蔔、香蕉、鳳梨、水）
點心	加了蜂蜜的豆漿一杯（180ml）
晚餐	常溫水1～2杯 斷食果汁2杯（400ml） （材料＝油菜、紅蘿蔔、香蕉、蘋果、水）
隔天早餐	現榨葡萄柚果汁1杯（200ml） 蘋果1／2個

好吃推薦的裹腹小點心

蜜漬白蘿蔔

將白蘿蔔切成一口大小，與蜂蜜以1：1比例醃漬一個晚上。醃漬汁可以加熱水或常溫水沖泡飲用。

優格．豆漿

優格是發酵食品，可以活化酵素，豆漿能補充鈣質和鈉。

葡萄柚

葡萄柚香氣有抒壓效果。保留一層薄皮，整顆食用的話，很有飽腹感。

想要健康快瘦的人
可以挑戰 3日果汁微斷食法

希望「立刻見到減肥成效」的人，可以挑戰「3日果汁微斷食法」。只要是女性，若有嚴重便秘問題或重要紀念日將到來時，就會想減肥，這時候正是採用此減肥法的最佳時機。最近只喝果汁的3日微斷食法相當盛行，但是我如果三天完全不進食，會因為空腹而變得情緒焦慮，所以除了喝果汁，我還多了輕食料理。早餐喝現榨的新鮮果汁，午餐是以生食為主的輕食，晚餐喝酵素果汁，連續執行3天。

沙拉、魚貝類、生魚片、義式生牛肉沙拉等生食料理富含酵素，沒有消化負擔。斷食的三天裡，一定要補充足夠水分。標準是一天攝取大約1.5公升的水分（不含果汁）。咖啡或紅茶等含咖啡因的飲品或酒類，須控制攝取量，萬一餓到受不了，請吃鳳梨、奇異果等富含酵素的水果，或增加喝鮮榨果汁的次數。

必須留意的是，結束3日微斷食法之後，這時候身體處於輕微飢餓狀態，食物的吸收率變得很好。如果你為了犒賞自己，而狂吃許多蛋糕甜點，將會讓這三天的努力化為烏有，結束後的第一個午餐或晚餐請選擇好消化的低卡蔬菜湯或烏龍麵、蕎麥麵等食物，仔細咀嚼讓食物變稀爛再吞下去。萬一抑制不了食慾，吃點需要咀嚼的根菜類，可以緩和情緒。沾醬可選擇味噌加芝麻或紫蘇、柑橘醋白蘿蔔泥等，不僅可增加風味和口感，也能提高飽腹感。

遇到重要的日子，想要「快速瘦得健康」或想「提升女人味」時，請務必嘗試這個方法。

健康快瘦5重點

1 第一口吃水果或蔬菜

用餐時的第一口先吃水果或蔬菜沙拉，再依序吃蛋白質食物（魚肉類）、碳水化合物（澱粉類）。這麼吃可以預防血糖值快速上升，也較容易有飽腹感。糙米飯要咀嚼30次以上，能有助消化。

2 攝取優質好油

攝取富含好油的青背魚類或富含α亞麻油酸的芝麻油等優質油，會讓人有飽腹感，自然食量會減少。此外，屯積腸內的宿便也能順暢排出，對於改善便秘很有幫助。可是α亞麻油酸遇熱會氧化，所以請當作生食的拌汁食用。

3 定時定量攝取水分

除了果汁，一天要攝取1.5公升的常溫水。不過，一次大量喝水，水分無法滲透至細胞裡，建議每隔一小時喝一杯水，並且一口一口慢慢喝。

4 發酵食品有益消化

午餐最好多攝取生食、醋醃食物、發酵食品，藉由飲食提升酵素力，生魚片、生蛋、醋醃海藻、納豆、泡菜等都是富含酵素的食材。

5 晚上7點前攝取輕食晚餐

如果怕晚上肚子餓，早餐和午餐喝果汁，晚餐就照平常攝取。可是請務必在7點前用餐完畢，可選擇日式定食或飯店式早餐。分量控制在1／2～2／3，盡量不要讓消化有負擔，讓腸胃休息。

「3日果汁微斷食法」流程

前一天

早 喜愛口味的果汁（200～300ml）

午 吃喜歡的食物

晚 輕食為主，7點前用餐完畢
（山藥蕎麥麵、沙拉等）

第一天

早 果汁（200～300ml）
（材料＝鳳梨、香蕉）

午 日式定食（分量1／2～2／3）

晚 7點前喝酵素果汁
（材料＝紅蘿蔔、蘋果）

第二天

早 果汁（200～300ml）
（材料＝奇異果、葡萄柚）

午 日式定食（分量1／2～2／3）

晚 7點前喝酵素果汁
（材料＝油菜、鳳梨）

第三天

早 果汁（200～300ml）
（材料＝香蕉、柳橙）

午 日式定食（分量1／2～2／3）

晚 七點前喝酵素果汁
（材料＝番茄、蘋果）

結束後隔天

早 果汁或蔬菜汁（200～300ml）
（材料＝紅蘿蔔、鳳梨）

午 蔬菜湯或烏龍麵、蕎麥麵等

晚 輕食為主，7點前用餐完畢
（加蛋烏龍麵、納豆等）

12種最棒的減肥果汁食材
美味、耐放、超好買

希望早餐果汁生活能夠持之以恆，關鍵在於選擇具有「減肥效果」的食材，製作美味果汁。左頁介紹的食材一年四季都能在超市購得、最適合榨果汁的食材。A類食材富含酵素，B類是營養均衡的食材，C類是基本果汁食材。這些水果富含的糖分都屬於「優質能量」、因為食物酵素的作用，糖分不會屯留在胃裡發酵、阻礙消化，而且水果含有代謝糖分所需的成分，同時富含食物纖維及維生素，尤其「食物纖維」能減緩糖分的吸收速度，減肥效果極佳。

鳳梨或奇異果等的A類食材有助消化，能提升代謝功能。營養豐富的蘋果或油菜等的B食材就像是天然的健康食品，可以改善體質和膚質，讓你變瘦、變美。柑橘類或豆漿等的C食材搭配水分較少的食材，可以輕鬆製作美味果汁。尤其是柑橘類，水分多且口味酸甜，與任何食材搭配，都可以讓果汁更美味。

這些食材都屬於耐放食材，可以一次就買一週的分量。比方說，**你可以一次買一串香蕉、奇異果、蘋果、柑橘類各3個、紅蘿蔔3根、優格或豆漿1罐。將這些食材放於冰箱保存，就可以每天現榨不同口味的果汁。**

比如：將柑橘類與酵素含量多的A食材以1：1比例鮮榨，就能變化出各種口味的果汁。水果、油菜、紅蘿蔔如果沒用完，可以冷凍保存，自製冰沙食用（請參考第56頁）。

可用冰箱保存的早餐果汁食材

A 富含酵素的食材

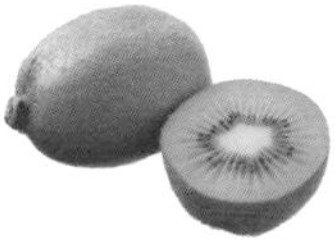

★奇異果
富含蛋白質分解酵素、奇異果酵素，綠色果肉的奇異果酵素含量更多。

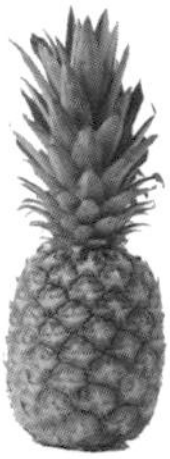

★鳳梨
富含蛋白質分解酵素、鳳梨酵素和食物纖維。

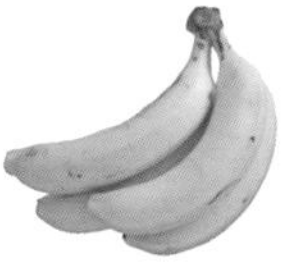

★香蕉
富含澱粉分解酵素、澱粉酶。熟透的香蕉富含消化酵素。

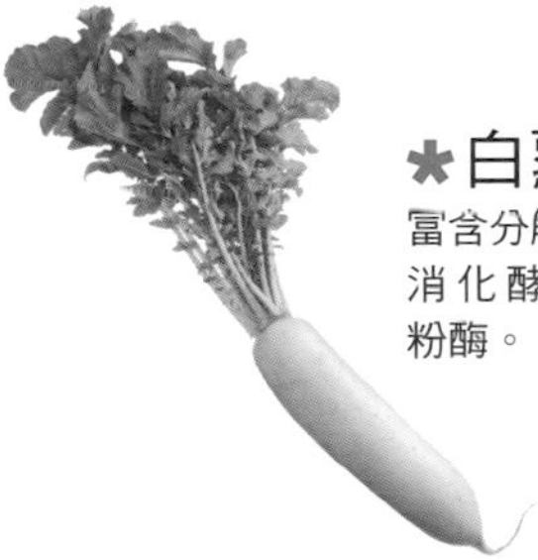

★白蘿蔔
富含分解澱粉的消化酵素、澱粉酶。

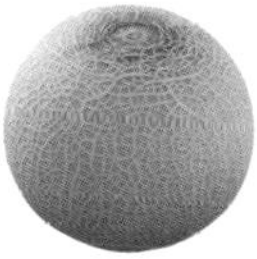

★哈蜜瓜
富含蛋白質分解酵素、青瓜酵素、改善水腫的鉀成分。

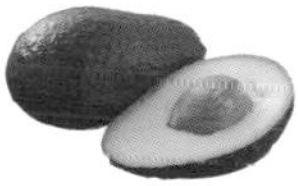

★酪梨
除了分解脂肪的酵素·脂肪酶，也富含必需脂肪酸。

B 營養均衡食材

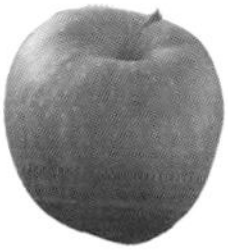

★蘋果
富含維生素、礦物質、食物纖維。酸酸甜甜的口味是特色。

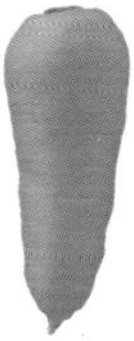

★紅蘿蔔
富含β胡蘿蔔素，營養價值很高。也有抑制活性氧的功能。

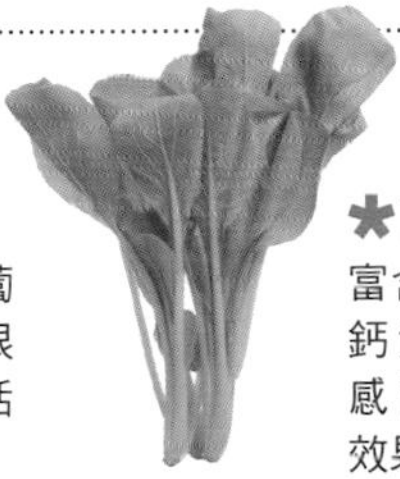

★油菜
富含維生素C和鈣質。有預防感冒和老化的效果。

C 基本果汁食材

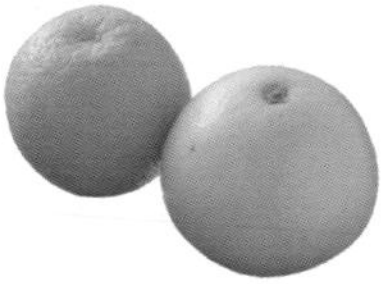

★柑橘類
富含有抗氧化效果的維生素C和E，口味微酸。

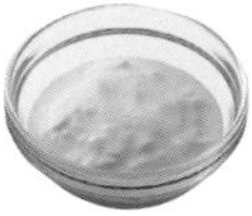

★優格
優格可讓腸內益菌增加，具有整腸效果。與各種水果榨汁都很搭。

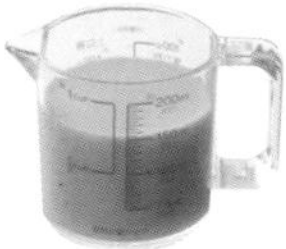

★豆漿
富含優質蛋白質、維生素、礦物質。口感濃醇溫和。

酵素是新陳代謝、消化吸收、運動或呼吸、老舊廢物排泄、傷口修復等生命活動所需的養分，我們可以從食物中攝取補充。然而，就算你每天早餐喝果汁，攝取了酵素，如果飲食習慣或生活作息不良，只是浪費這些酵素而已。為了讓早餐果汁充分發揮效能，請務必檢視每天的生活作息，養成良好習慣。

＊浪費酵素的不良生活習慣

╳ 吃太多加熱食品或高脂高蛋白食物，攝取過多白砂糖或加工食品

酵素一加熱會壞死，不論蔬菜或魚類，只要是食品加熱就會失去酵素。以加熱食物為主的飲食無法補充到食物酵素，還會大量消耗體內的酵素。此外，肉類或魚類等的高脂肪、高蛋白質食物需要很長的分解時間，在消化時會用到大量酵素。精製白砂糖、以白砂糖製成的糕點、油質氧化的油炸食物或堅果糕點、速食或罐頭等的加工食品、清涼飲品都沒有食物纖維，而且還要浪費大量酵素消化這些食物。

╳ 抽菸、喝酒、濫服藥物、攝取過多食品添加物、壓力大

抽菸、喝酒、攝取過多食品添加物等行為，會讓體內產生大量活性氧，身體為了解毒必須消耗大量酵素。濫服藥物會導致免疫能力下降，酵素力更是會明顯變差。經常工作到深夜，生活作息不正常或壓力大，都會讓大腦處於疲勞狀態，也會浪費超乎需要的酵素，因此平常就該適時抒壓，排除心靈毒素。

╳ 熬夜、睡眠不足、吃宵夜

睡覺時，體內會製造大量酵素。可是如果熬夜而睡眠不足，就會妨礙酵素的製造。還有，吃宵夜會浪費太多酵素於消化食物上，導致代謝酵素不足。晚上本來就是代謝酵素工作的時間，也是新陳代謝作用啟動之時，所以少吃宵夜，確保優質的充足睡眠。

＊保存珍貴酵素的優質生活

◎ 積極攝取生食、發酵食品提升新陳代謝

除了早餐喝果汁，晚餐請以富含食物酵素的生食（沙拉、生魚片等）為主。最理想的作法是將一天餐量的一半食物換成生食食品。再搭配發酵食品（納豆、味噌、泡菜、優格、醋等），可以加倍提升酵素力。發酵食品富含食物酵素，而且透過微生物作用，已經達到某個程度的消化狀態，不會再消耗體內的消化酵素。此外，也要均衡攝取優質好油、水、多元化食材，才能活化酵素，提升新陳代謝功能。

◎ 配合生理時鐘的節奏生活，不要讓身體受寒

配合身體的「排泄」、「營養補充和消化」、「吸收和代謝」等三個時間帶過生活，是保存珍貴酵素的基本方法。體溫在37度左右時，酵素的活動力最強，所以要努力不讓身體受寒。天冷時就穿襪子或穿保暖腹圍，或是喝溫熱飲品暖和身體。

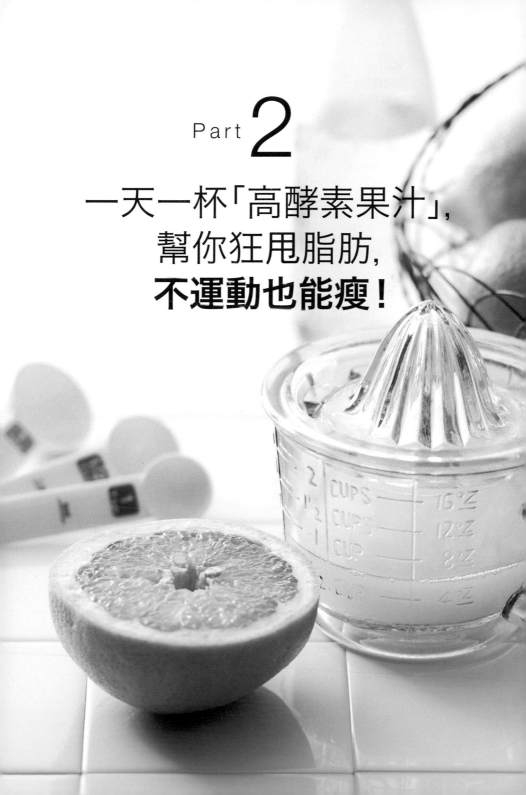

Part 2

一天一杯「高酵素果汁」，幫你狂甩脂肪，**不運動也能瘦！**

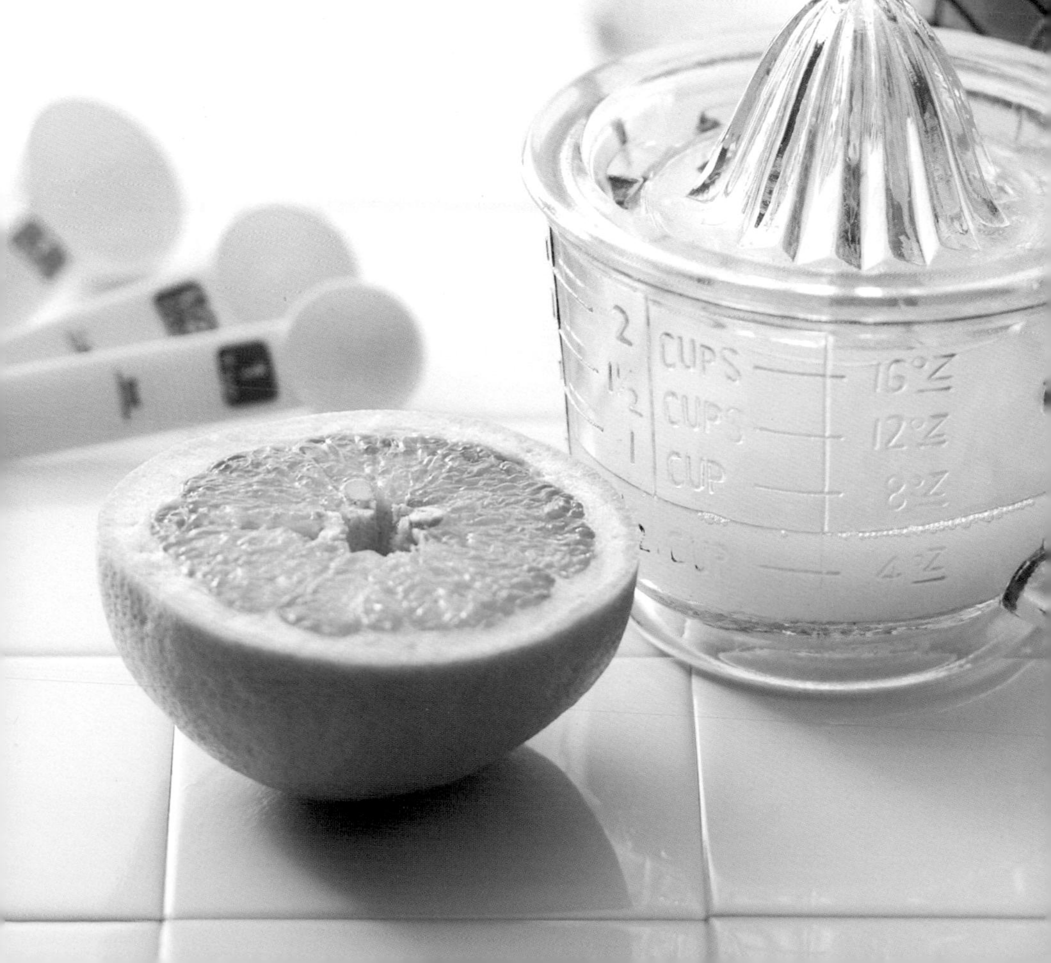

「早餐果汁減肥法」的4大重點

接著將告訴大家可以更輕鬆愉快持續「早餐果汁生活」的祕訣，首先為期3天，一開始你會馬上發現排泄的頻率變多了！肚子屯積的廢物都會慢慢排出，身體變得輕盈，接著是一星期，然後很快一個月過去了…。每天持之以恆實行，你可以明顯感受到身體的改變。

1 每天早上喝蔬果汁 一整天能量充沛

持續每天早餐喝果汁，你一定能感受到其效果。飲用分量設定在一杯（約二〇〇ml～三〇〇ml）。鮮榨果汁富含食物纖維，喝一杯就很有飽足感。鮮榨果汁除了富含平日飲食難以攝取到的維生素、礦物質等養分，更是蛋白質、植化素等營養素的寶庫。還能補充到早上活動時所需的糖質能量，讓頭腦清醒，還能活化內臟功能。

早上起床後，先喝一杯常溫水促進血液循環，接著榨果汁，慢慢咀嚼飲用，可以提升消化功能。美好的一天之始，讓天然營養果汁滋潤你的身心吧！

2 依喜好選擇果汁材料 以當季盛產蔬果、蔬菜為主

一開始你一定會煩惱該選什麼樣的食材呢？基本上只要是新鮮食材都行，就從新鮮食材中選擇你喜愛的材料。當你選購時，建議選擇基本果汁必需的柑橘類、香蕉等富含酵素的食材，以及紅蘿蔔等的多營養食材（請參考第31頁）。

本書將介紹高酵素果汁、多功效果汁、基本款果汁等食譜。剛開始請參考這些食譜製作。等習慣以後，再加入其他食材，讓果汁口味更多樣化。學會基本果汁、忙碌時不必使用調理機榨汁的果汁製作方法，可以配合情況選擇合適的果汁飲用，讓早餐果汁生活更輕鬆。

3 避免酵素壞死流失 果汁一定要馬上飲用

鮮榨果汁最講究鮮度。請趁食材營養素未壞死前馬上飲用。果汁所含的營養素，有的會在數分鐘內壞死，使得口味變了或變色、出現分離現象。尤其是酵素或維生素C，會隨著時間經過而減少，一旦與空氣接觸，營養成分可能會流失。

如果果汁榨好後無法立刻飲用，可先將所有食材切好，擺進調理機裡，等要喝時再榨，至少可以防止營養素流失。還有，若倒一些檸檬汁在榨好的果汁或切好的食材切口，可以避免氧化變色。

喝不完的果汁，可以倒在製冰盤結凍，製成果汁冰塊或冰沙食用也很美味。

4 別讓自己有壓力 是持之以恆的關鍵

當你實行「早餐果汁減肥法」時，千萬不要有任何壓力。當你認為早起「麻煩」、「沒時間弄」的時候，就請停止計畫。一旦有壓力，將無法持續。這時候就吃只要削皮就能吃的水果、香蕉或橘子。也能獲得近似喝果汁的效果。

如果沒空買食材，那就一次買一星期分量的水果，而且盡量挑選保存期限長的蘋果、柑橘類、奇異果等水果。別忘了再買一串香蕉。然後神奇的事就會發生了，當所有材料準備齊全後，你就會自然地每天榨早餐果汁來喝。覺得剝柑橘皮很麻煩，使用市售百分百純果汁代替也可以。雖然營養價值略降，但是想持之以恆「早餐果汁減肥法」，千萬不能有壓力。

製作果汁的基本工具

調理機和榨汁機是製作果汁的必備工具，
以下介紹這兩款工具的使用方法和重點。

想製作「滑順爽口果汁」時

將攪拌時間加長，就能榨出口感滑順的果汁。如果是纖維質多的果汁，可以使用濾網過濾，喝起來更順口。

想喝「冰涼果汁」時

可以事前冷藏材料或是加入冰塊攪拌，一人份可放入3個冰塊，就能榨出冰涼果汁。可是，甜度會降低。

「果汁過於濃稠」不易入口時

如果是一人份的果汁，再加一大匙水攪拌即可，自行調整喜歡的濃稠度。

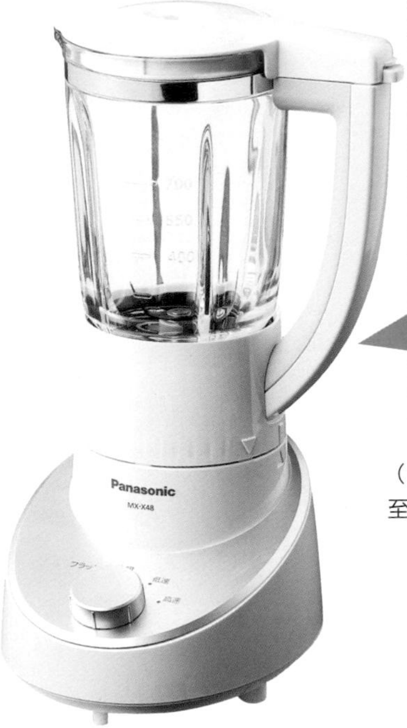

主要工具

調理機

將材料放進去，按下開關就能榨汁。利用迴轉刀片將材料切碎、攪拌。因為連材料的皮和纖維質也一起攪碎，所以果汁相當濃稠。任何材料都能使用調理機榨汁，尤其是香蕉、酪梨、芒果等有黏度的水果更適合。可以透過水量調整濃稠度。

（有關調理機的購買資訊，請至各大賣場或網路查詢。）

調理機是製作鮮果汁最佳工具

榨果汁的主要工具有調理機及果汁機，調理機是將食材整個攪碎，變成液狀；果汁機只是榨出水果的汁而已。使用調理機榨果汁，可以榨出口感像雪克或冰沙的濃稠果汁，而且富含食物纖維，喝一杯就很有飽足感，是減肥者的最佳飲品。

如果使用果汁機，會將營養成分的纖維質、薄皮當做殘渣去除，營養成分大打折扣，希望健康地減少食量的人，建議你使用調理機榨果汁。

偶爾也可使用

榨汁機

榨汁機是柳橙、葡萄柚、檸檬等柑橘類的榨汁工具。榨出的果汁不含果肉和薄皮，喝起來很順口、不會太過酸澀。只想喝柑橘類果汁時，使用榨汁機就夠了。榨汁時可能需要稍微用力，但是用來榨檸檬汁非常方便。

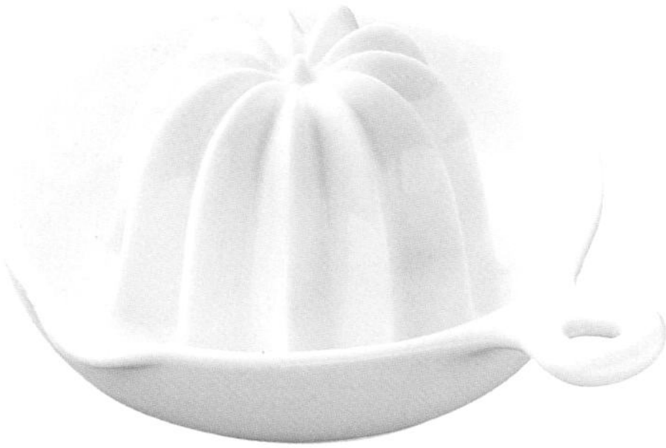

沒有榨汁機時

將柑橘類橫向對切，再三等分切成半月形。然後像擠檸檬那樣，使用手指擠出果汁。

不會有苦味的榨汁方法

過度用力掐壓果肉的話，會連薄皮的苦汁也擠出來。榨汁時手不要扭轉，只要壓著榨汁機突起部分的果肉，然後用力握，擠出果汁。

其他必備工具

磨泥器

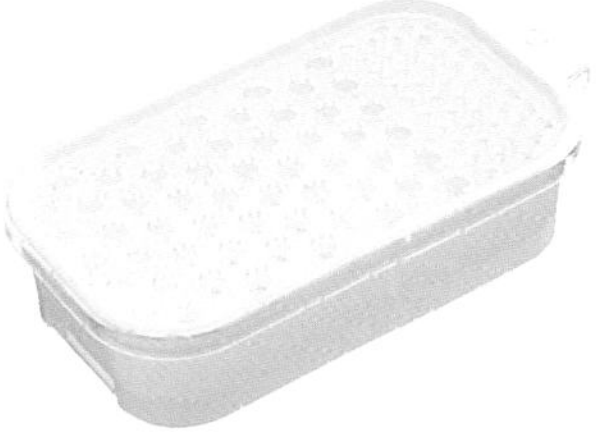

將奇異果、番茄、蘋果、白蘿蔔等食材磨泥的工具。食材磨成泥後，口感滑順，也能保留咀嚼感和香味。蘋果磨泥後，移至茶濾器，使用湯匙壓汁，就是爽口的蘋果汁。

量杯

200ml的塑膠量杯，測量水、豆漿等液體的分量。

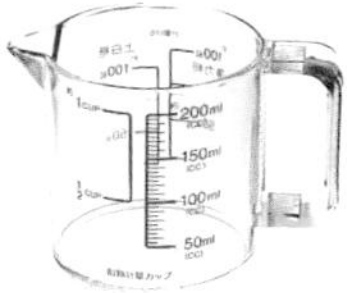

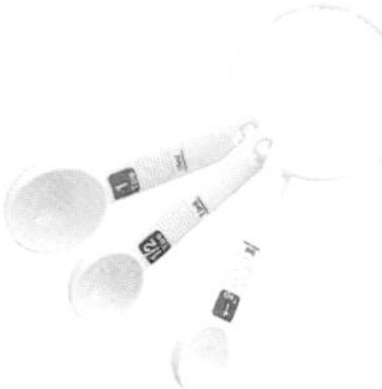

量匙

測量熟黃豆粉、蜂蜜等的粉末狀或液體狀食材的分量。一小匙是5ml，一大匙是15ml。「少許」分量在1／6小匙以下。

難剝皮的柑橘類可以這樣切

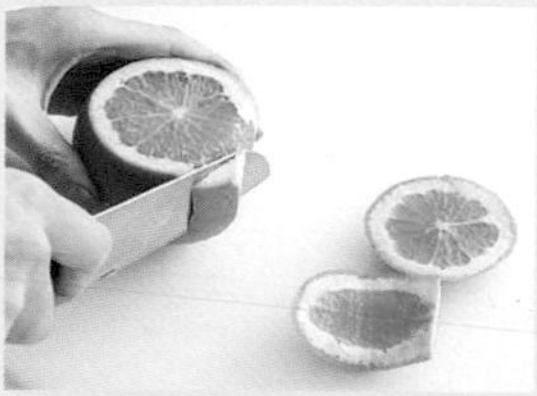

❶將頭尾切掉約2公分厚度，接著直立於砧板上，菜刀從薄皮內側插入，由上往下將皮切掉。

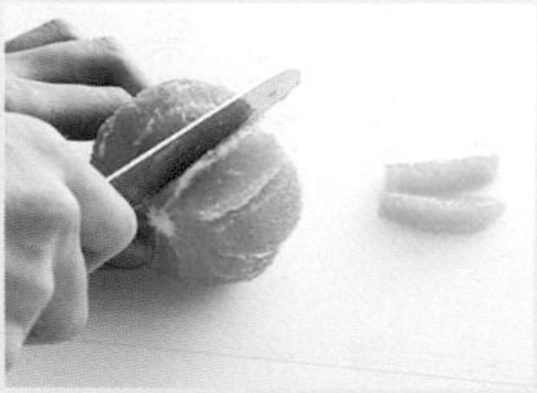

❷菜刀從每一瓣果肉的單邊薄皮和果肉之間插入。

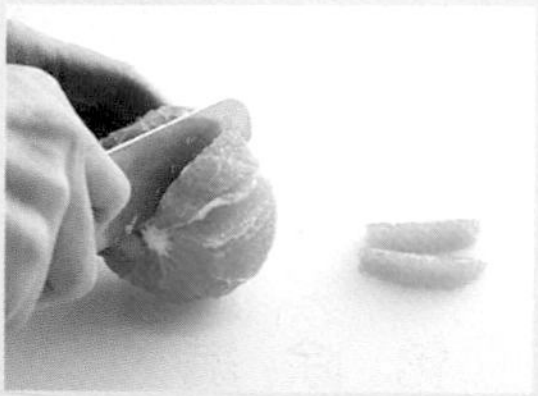

❸再從另一邊的薄皮和果肉之間插入菜刀，取出整瓣的果肉。最後，握住果芯擠出剩餘的果汁。

超簡單！好好喝！

「新鮮早餐果汁」的製作基本步驟

製作蔬果汁的方法非常簡單。只要準備基本工具，
任何人都能製作美味果汁，這也正是鮮榨蔬果汁的迷人之處。
在此介紹基本作法，以及提升美味層級的祕訣。

★ 使用榨汁機的方法

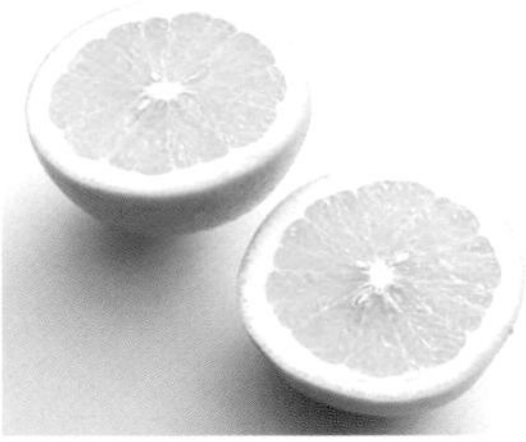

1 將柑橘類橫向對切，將看得見的籽取出。

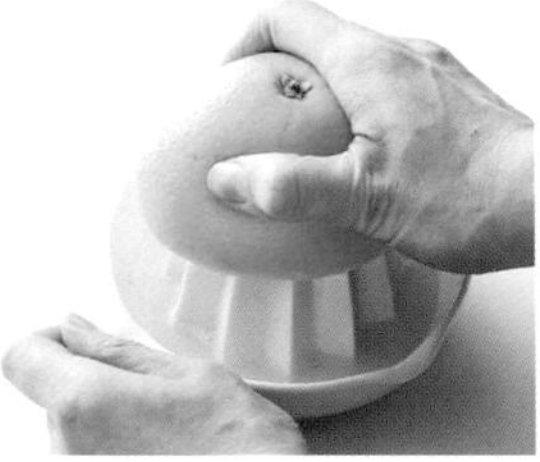

2 將果肉擺在榨汁機上，用力握住果肉榨汁。如果弄傷薄皮或白色筋絲，會有苦味滲出，絕對不要扭動。

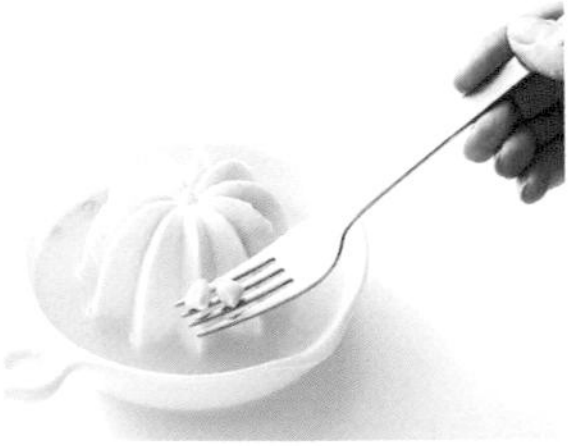

3 將籽取出，再將果汁倒入杯子裡。

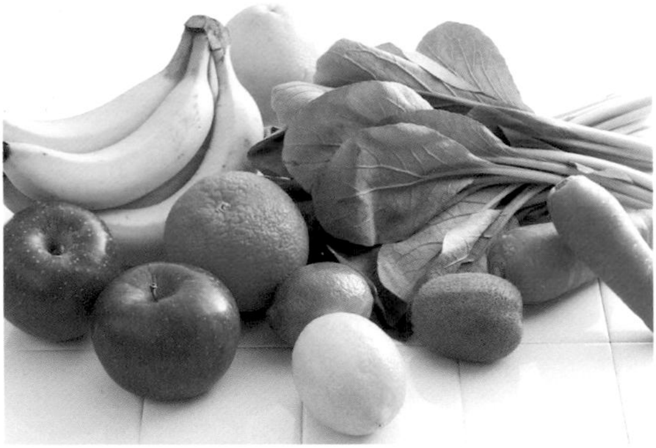

★ 材料挑選方法

新鮮食材保留原味

喝鮮榨蔬果汁的目的在於品嚐食材本身的天然原味。新鮮蔬果的美味與營養最充實，而且可以吃到食材原味。請選擇可以連皮一起吃的無農藥且有機栽培食材。

選擇當季蔬菜或水果

當季食材色澤鮮豔且多汁，口感很好，又富含維生素、礦物質等養分。更棒的是，相較於其他季節，可以用更便宜的價格買到新鮮食材。

「成熟水果」酵素量最多

鳳梨或奇異果等水果完全成熟時，酵素含量最多，而且香氣和口感都很棒。不過，柑橘類會水分蒸發或變色，避免選擇過於成熟的種類。

選擇有「減肥效果」的食材

挑選時，盡量選擇具有減肥效果的食材。蘋果、香蕉、鳳梨等水果富含食物纖維，容易有飽腹感，是最佳減肥水果。

使用調理機榨汁 **只要3步驟，超簡單！**

調理機使用方法很簡單。
只要將切好的蔬果和水放入，按下開關攪拌即可，
短短幾分鐘就能榨出美味果汁。

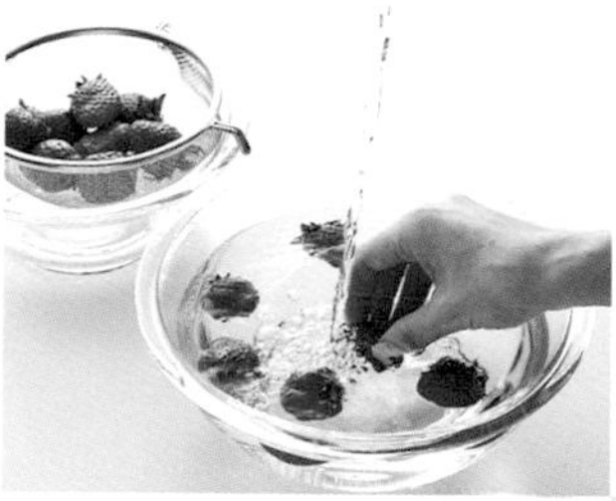

step1 清洗・去皮

連皮一起榨汁的蘋果或葡萄一定要清洗乾淨。香蕉、奇異果等需要去皮。草莓要去蒂，果肉之間凹凸不平處要清洗乾淨。

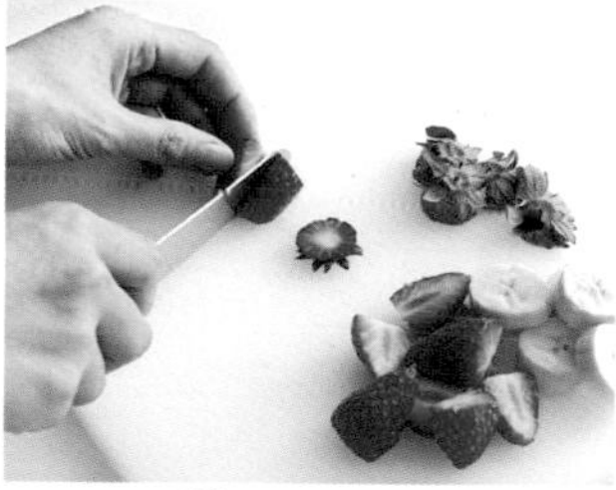

step2 切食材

將食材切成一口大小（約2公分塊狀）。蘋果等富含食物纖維的食材或芹菜之類有筋的食材需切成小塊。香蕉或葉菜類用手剝撕即可。

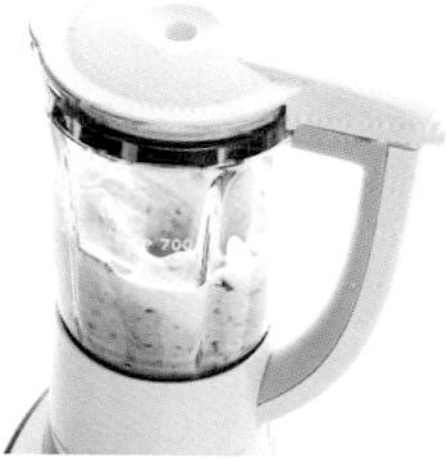

step3 攪拌

先放固體食材（蔬菜、水果），再加液體食材（水或豆漿等），然後蓋上蓋子，按下開關攪拌。攪拌時間15秒～1分鐘。待攪動波紋平緩、調理機聲音漸小時，即可停止攪動。

使用磨泥器磨泥

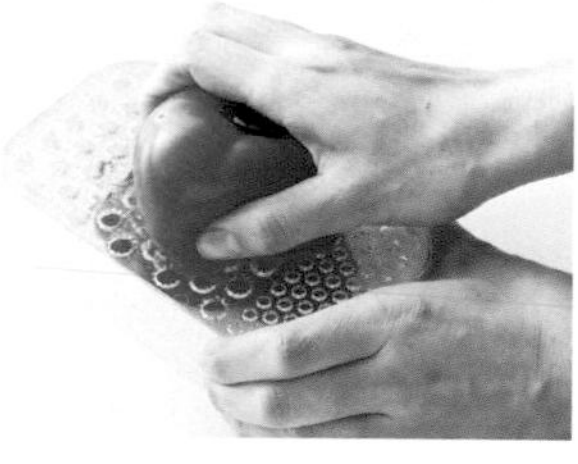

將奇異果、番茄、蘋果、白蘿蔔等比較柔軟的食材磨泥食用，可以咀嚼到食物纖維。而且，磨泥可以活化酵素力。

放進塑膠袋裡擠壓

將食材放進塑膠袋裡，用手擠壓果肉。這個方法只限於草莓、芒果等的柔軟水果。

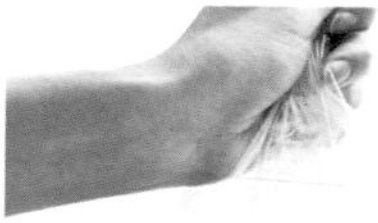

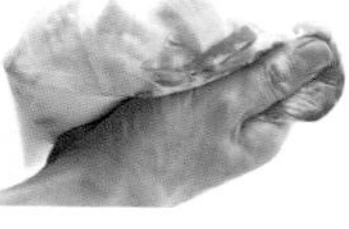

「目測」也OK！

喝出健康竅寇，減肥果汁這樣做！

只要掌握要訣，目測也能製作美味果汁。
建議剛開始參考本書所列食譜，
等習慣之後再製作個人喜好的專屬果汁。

1 「主要食材」與「α食材」搭配互補，就能製作出健康又美味的減肥果汁

主要食材與「α」食材的組合是果汁的美味關鍵。主要食材是果汁的口感主角，「α」食材通常是補充主要食材不足的水分或甜度的食材。

比如以鳳梨、蘋果、草莓、香蕉為主要食材，甜味非常足夠，但是汁液不夠，所以「α」食材就可以加入補充水分的食材。紅蘿蔔等蔬菜類甜度與水分都不足，必須利用「α」食材補充。如果加了甜度與水分皆足夠的柑橘類或葡萄，就能製作好喝的果汁。

目測分量要訣是：首先加入與食材同量的水攪拌，嚐嚐味道如何。如果味道淡，再追加主要食材；如果太濃稠，就加水；覺得不夠甜，可以再加蘋果或蜂蜜等的甜味食材。

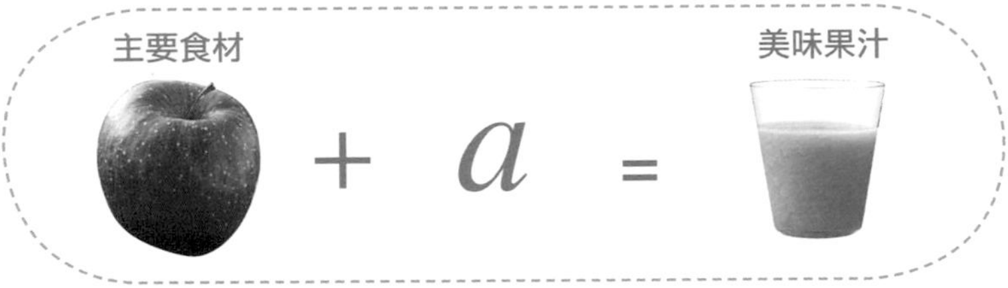

想補充**水分**時

＋水
降低濃度，讓果汁更好入喉。

＋果汁
增添不同風味。

＋豆漿
濃郁香醇口味。

想補足**甜味**時

＋蘋果
讓果汁酸酸甜甜清爽可口。

＋香蕉
濃稠香甜的雪克口味。

＋蜂蜜
微甜味讓果汁更甘醇。

想補足**水分與甜味**時

＋葡萄柚
淡淡酸味與柔和香氣。

＋柳橙
清新的酸中帶甜風味。

＋葡萄
讓果汁甜度適中，更順口。

2 「味道100分」的果汁秘訣

想做出好喝順口的果汁，分量、味道、顏色的均衡感最重要，請參考下方說明，做出味道100分的減肥果汁。

與任何食材都契合的**柑橘類**

葡萄柚或柳橙等的柑橘類可與任何食材搭配，又能呈現出該食材的美味。可用市售百分百純果汁代替。

蔬菜汁加入**萬能蘋果**更美味

蔬菜有股獨特的苦澀味，除了加入蘋果來補充甜度與水分，果汁更好喝可口。

利用**檸檬汁**消除青臭味

覺得蔬菜汁有青臭味或果汁味道不佳時，可以加入1～3滴檸檬汁消除青臭味，提升好喝度，使用現榨或市售檸檬汁皆可。

利用**辛香食材**增加口感印象

覺得口感不足時，加了辛辣、苦味、香氣的辛香料食材，味道會更鮮明。紅辣椒、黑胡椒、薑、肉桂等都是不錯的選擇。

同色系的食材組合口感佳

顏色相同的蔬菜與水果口味契合，一起搭配更能萃煉出彼此的美味。

綠色系	芹菜＋青蘋果
	油菜＋綠色葡萄
黃色系	黃甜椒＋柳橙
紅色系	蘋果＋紅甜椒
	草莓＋番茄

色澤鮮豔的果皮更加色彩繽紛

善用果皮色素，連皮一起榨汁可以製作繽紛顏色的果汁。蘋果、葡萄都是最佳選擇。

3 「混搭食材」創造驚喜口感果汁

加入喜歡的辛香料或花草植物，即使沒有加糖或蜂蜜，一樣能製作美味果汁。

增添**香氣**

加了檸檬、萊姆、薄荷等食材，可以讓果汁更有層次感。

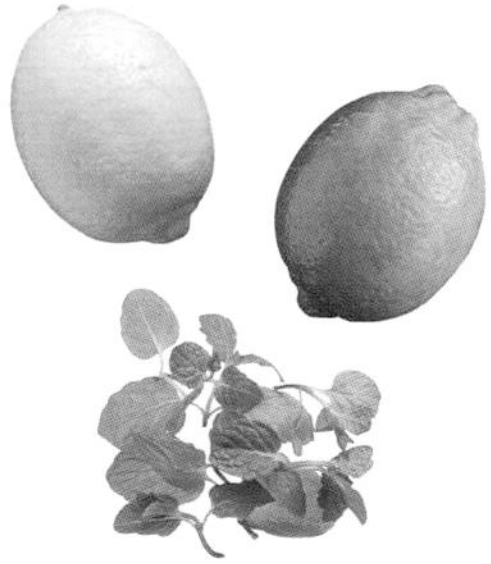

檸檬、萊姆……溫和香氣與清涼感。適合加了紅茶、綠茶、口味獨特的果汁。
薄荷……沁涼風味。可與桃子、哈蜜瓜、柑橘類、紅茶等榨汁。

增添**獨特風味**

加了可可亞、香草、肉桂、熟黃豆粉等食材，讓果汁獨具特色外，更可創造出驚喜美味。

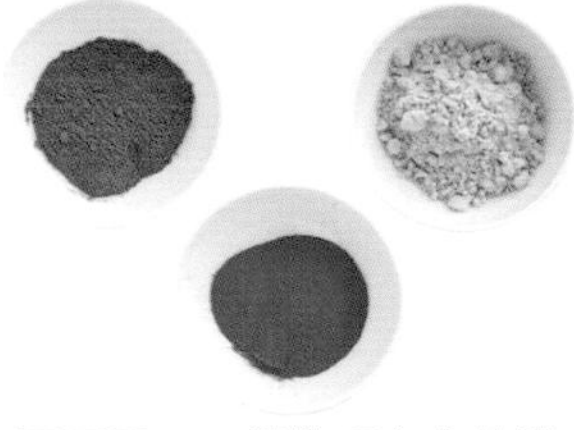

可可亞……營造巧克力的甜味。可與草莓、香蕉榨汁。
肉桂……肉桂有一股刺激辛香味。可與蘋果、豆漿、紅茶等榨汁。
熟黃豆粉……增添淡淡甘甜與香氣。可與香蕉、豆漿、黑芝麻等榨汁。

增加**美味口感**

加了杏仁、腰果、核桃等食材，飲用起來口感會更豐富。

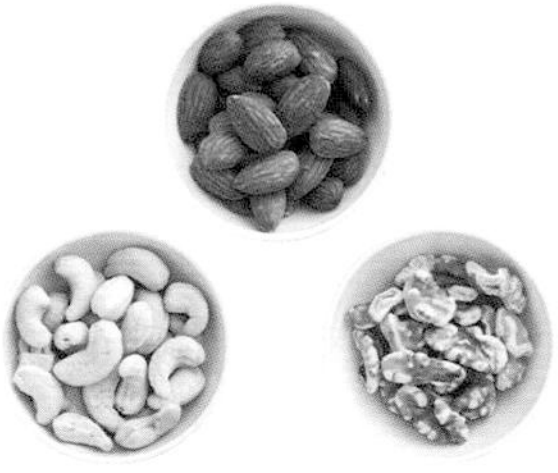

杏仁、腰果……有咀嚼感，也有堅果香。可與紅蘿蔔、草莓等榨汁。
核桃……增添香氣與口感。可與豆漿、酪梨、香蕉等榨汁。

攝取大量酵素！

超推薦！高酵素果汁Best 4

接著介紹4款食譜，酵素含量非常豐富。番茄或奇異果不需要使用調理機攪拌，簡簡單單就能輕鬆完成，一起來喝早餐果汁，雕塑曼妙身材吧！

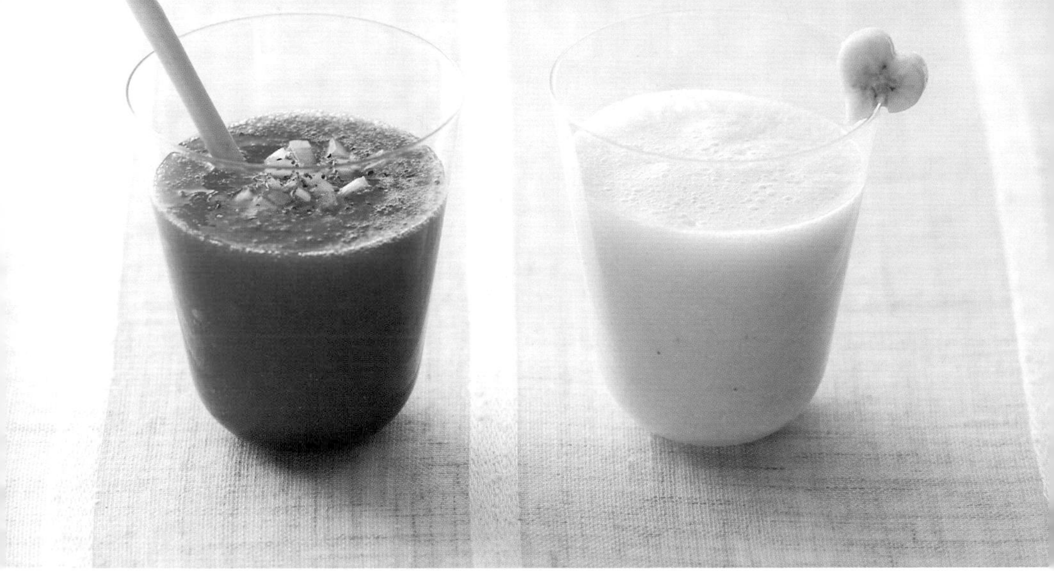

抵抗衰老（抗氧化）

黑醋番茄汁

蔬菜與水果的絕妙搭配，健康又爽口的新鮮果汁。黑醋能提升酵素力，番茄泥有助腸道排泄。這道果汁的抗氧化作用非常好，能阻止老化提早報到。

材料

番茄……1個（100g）
芹菜……1／6根（20g）
黑醋……1～2小匙
鹽、黑胡椒……各少許

作法

1 芹菜切絲。番茄連皮一起磨泥。
2 加入黑醋，再加1食材，加鹽、黑胡椒調味。

＊飲用時請稍微攪拌，將黑醋拌勻。

提升新陳代謝

南洋黃金果汁

加了香蕉和鳳梨展現南洋風情。濃醇的酸甜滋味，讓你頭腦清醒。檸檬酸和維生素C讓果汁口感特別清爽。

材料

香蕉……1／2根（60g）
鳳梨……50g
葡萄柚……1／2個（果汁100ml）

作法

1 香蕉、鳳梨去皮，切成一口大小。用榨汁機將葡萄柚榨汁。
2 將所有食材放進調理機，攪拌成液狀。

＊鳳梨可以買市售鳳梨片代替。
＊葡萄柚可用市售百分百純果汁代替。

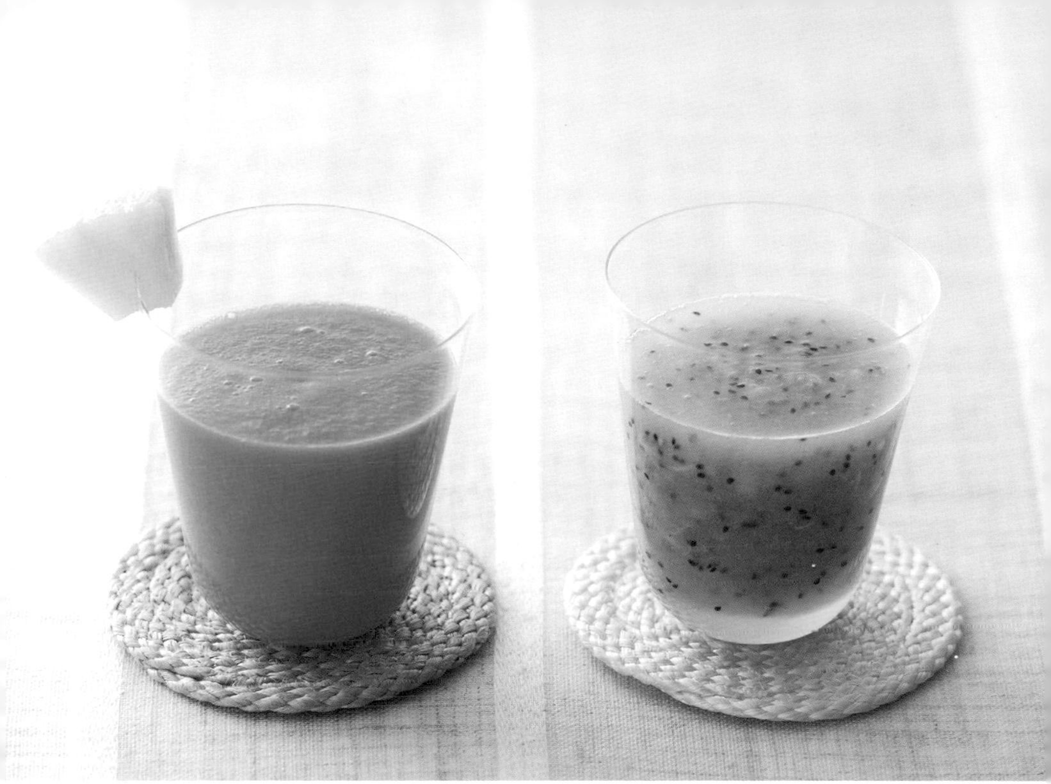

體內淨化最佳幫手

鳳梨排毒果汁

鳳梨的消化酵素能淨化身體，這道果汁能補充平日必需營養，兼具排毒功效。富含食物纖維，輕鬆培養易瘦體質。

材料

紅蘿蔔……一小根（80g）
鳳梨……100g
水……80ml
檸檬汁……少許

作法

1 紅蘿蔔、鳳梨去皮，切成一口大小。
2 所有食材放進調理機，均勻攪拌成液狀。

＊紅蘿蔔和鳳梨分量相同也好喝。
＊可以用罐頭鳳梨片取代新鮮鳳梨。

美肌保養呵護

起床美顏果汁

不須動用調理機，作法非常簡單！磨成泥的果肉富含酵素，維生素B群有控油效果，讓肌膚常保明亮美麗。

材料

奇異果…2個（120g）
水……50ml
檸檬汁…1小匙
蜂蜜……1小匙

作法

1 奇異果去皮，使用磨泥器磨成粗泥狀。
2 所有食材放進杯子，拌勻飲用。

＊擠碎奇異果種籽會有苦味，所以請採取磨泥方式。

改善減肥期間不適症狀

酵素100分！美味療癒果汁

減肥期間容易營養不均衡，於是會出現許多不適症狀。這時候可利用早餐果汁補充不足的營養素，美味的飲品有助身心療癒，補充身體流失的能量。

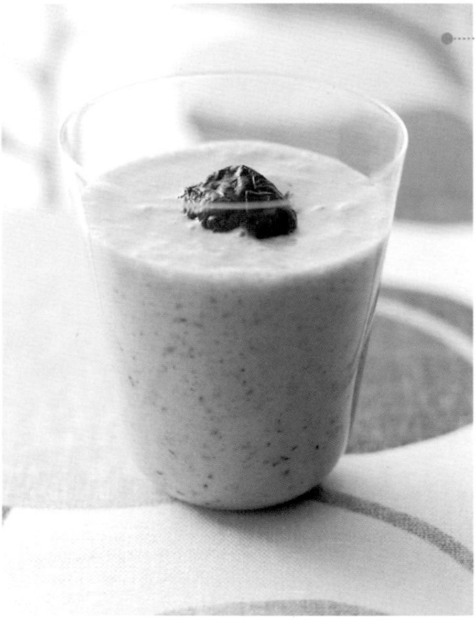

消除疲勞

香蕉蜜棗豆漿

甜味豐富的香蕉和蜜棗有消除疲勞的效果。蜜棗富含鐵質可預防貧血，香蕉能幫大腦補充能量。

材料

香蕉……1／2根（60g）
蜜棗乾……2個
豆漿（無糖）……100ml

作法

1 香蕉去皮，切成一口大小。蜜棗乾去籽。
2 所有食材放進調理機，攪拌成濃稠果汁。

解決肌膚問題

白色夢幻果汁

這道果汁能提升肌膚的保水能力。有「森林奶油」之稱的酪梨含有優質脂肪，以及滋潤肌膚的維生素E。

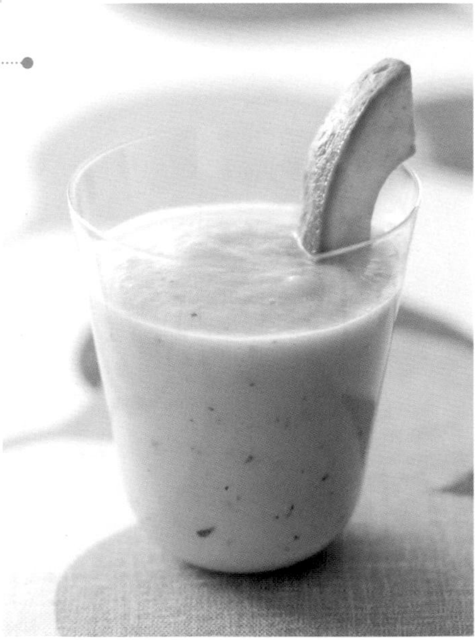

材料

酪梨……1／3個（40g）
蘋果……1／4個（50g）
水……100ml
蜂蜜……1小匙

作法

1 酪梨去皮，切成一口大小。蘋果連皮一起切成一口大小。
2 所有食材放進調理機，攪拌成濃稠泥狀。

＊建議蘋果選擇汁多的富士品種。

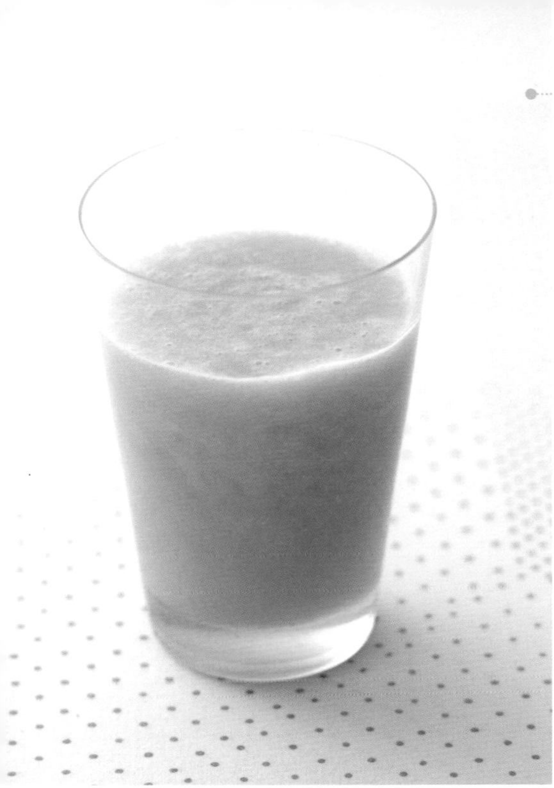

改善胃脹・修復腸胃

高麗菜護胃果汁

高麗菜和芹菜富含的維生素U成分能修復腸胃黏膜。覺得胃部不適時，請喝這道果汁。

材料

高麗菜……4～5片（50g）
芹菜……1／4根（30g）
水……100ml
蜂蜜……2小匙

作法

1 高麗菜、芹菜切成小塊。
2 所有食材放進調理機，打攪成液狀。

＊可用1／4根香蕉取代蜂蜜。口感滑潤綿密。

抒壓・消除緊張焦慮

柚芹抒壓果汁

葡萄柚口感清爽，有著獨特香氣，其香氣有安定情緒的效果。上班前喝一杯，可以舒緩緊張焦慮的情緒，工作起來更加白在認真。

材料

芹菜……1／4根（30g）
葡萄柚……1個（果汁200ml）
萊姆汁……少許

作法

1 芹菜切小塊。葡萄柚橫向對切，使用榨汁機榨汁。
2 所有食材放進調理機，打成液狀即可。

＊葡萄柚可用市售百分百純果汁代替。

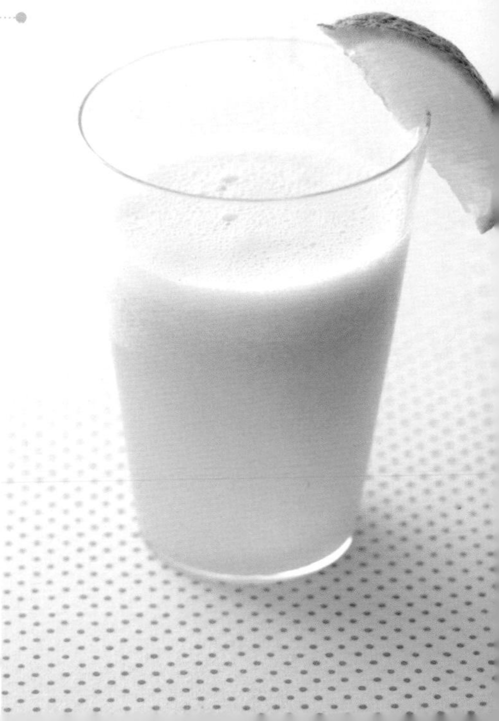

只要「比例」對了，減肥果汁也可以很好喝！

製作果汁時，只要遵守食材的搭配比例，不論選擇哪種食材，
都能製作好喝果汁。配合季節與喜好，搭配各種食材製作多樣化的美味果汁。

基本款果汁

1 無添加鮮果汁

葡萄柚與喜愛的水果以2：1比例搭配，就能作出天然的鮮果汁。與柳橙搭配是美味基本款，你也可以嘗試與其他水果組合，讓口感更有層次變化。

具有絕佳美容．減肥效果
還能讓身心覺得煥然一新

新鮮水果富含「活性食物酵素」。所以喝鮮榨果汁不會讓消化有任何負擔，尤其是散發柔和清香氣息的葡萄柚，簡直是減肥聖品。

葡萄柚的檸檬酸味成分能提升新陳代謝，苦味的檸檬油精成分能活化酵素力、天然肌醇可促進脂肪代謝。因此，葡萄柚具有美容、抗衰老、緩和焦慮情緒的效用。

食材功效

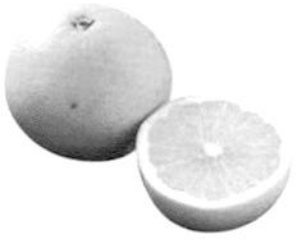

白色果肉葡萄柚

紅色色素屬於一種胡蘿蔔素成分，具有優秀抗氧化作用，對於抗衰老很有幫助。

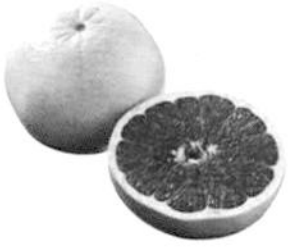

紅色果肉葡萄柚

維生素C與檸檬酸能消除疲勞。鉀離子可提高水分代謝功能。

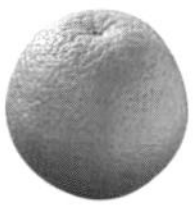

柳橙

富含的維生素C和檸檬酸成分可提高免疫力和抗氧化能力。

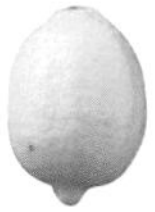

檸檬

富含維生素C，有美容功效，也能預防感冒和肥胖。

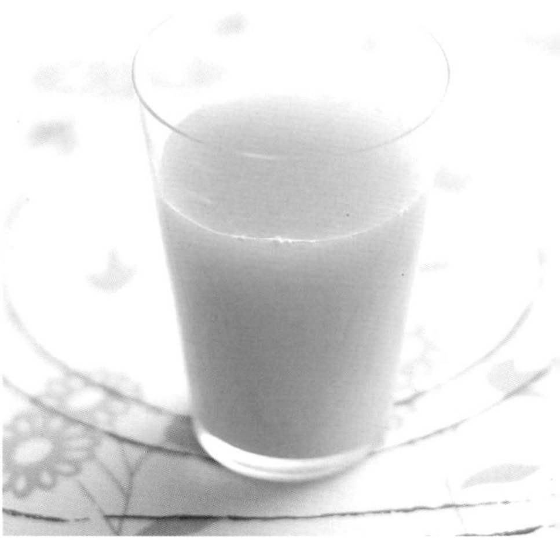

葡萄柚柳橙汁

富含抗氧化成分！維生素C含量最豐富的黃金拍檔。還有消除疲勞的效果。

葡萄柚		柳橙	
2	：	1	柳橙分量是葡萄柚的一半。

材料

葡萄柚（紅肉或白肉皆可）……1個（果汁200ml）
柳橙……1個（100g）
檸檬汁……少許

作法

1 葡萄柚橫向對切，使用榨汁機榨汁。柳橙去皮，切成一口大小。
2 所有食材放進調理機，打攪成清爽的果汁。

＊柑橘類使用榨汁機榨汁，口感更加清爽酸甜。

「葡萄柚＋喜好水果」的美味條件！
2：1比例混搭就OK！

將柳橙換成
喜歡水果
也可以很好喝

＊將水果切成一口大小，放進容器裡比較容易辨別比例。
＊打攪完先嚐一下味道，再依喜好調整水分、甜度。
＊請先加入一半分量的葡萄柚。

取代柳橙

香蕉 1根

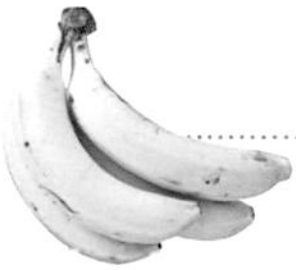

香蕉葡萄柚汁

作法

1 香蕉去皮，切成一口大小。葡萄柚橫向對切，使用榨汁機榨汁。
2 全部食材放進調理機，攪拌成濃稠的液狀。

＊加入2小匙原味優格，可讓口感更滑順。

食材功效　維生素B1能加速代謝，鈣質能舒緩焦慮情緒，寡糖有調整腸內環境的效果。

取代柳橙

奇異果 2個

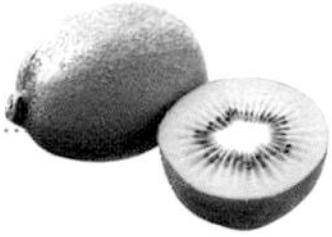

超美白果汁

作法

1 奇異果橫向對切，用湯匙挖出果肉。葡萄柚也橫向對切，使用榨汁機榨汁。
2 將所有食材放進調理機，稍微打攪即可。

＊建議使用白色果肉葡萄柚。

食材功效　維生素C具美白、預防感冒效果，富含果膠食物纖維成分，可以延緩脂肪或糖質的吸收速度。

取代柳橙

麝香葡萄 10個

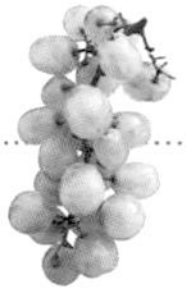

麝香葡萄汁

作法

1 麝香葡萄連皮對半切，若有籽拿掉。葡萄柚橫向對切，使用榨汁機榨汁。
2 所有食材放進調理機，攪拌成清爽液狀。

食材功效　葡萄糖和果糖會立刻轉換為能量，可消除疲勞。果汁富含鉀離子，具利尿效果。

取代柳橙

酪梨 1/2個

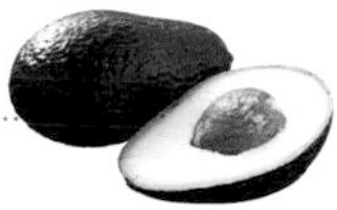

酪梨葡萄柚汁

作法

1 酪梨去籽，使用湯匙挖果肉，切成一口大小，淋上少許檸檬汁。
2 將食材依序放入調理機，攪拌成濃稠果汁。

食材功效　維生素E可預防老化，脂質成分的油酸可降低膽固醇。

基本款果汁

2 紅蘿蔔瘦身汁

紅蘿蔔擁有獨特味道，有些人不敢食用，不過紅蘿蔔與具甜味的水果打成果汁，不但沒有奇怪味道，反而美味順口。且營養豐富高、極具飽足感、瘦身效果很優。

富含維生素、礦物質等養分堪稱是黃綠色蔬菜之王，可強化代謝

紅蘿蔔的營養能改善不適感，也是最佳美容食材。能促進體內血液循環，改善肌膚粗糙、畏冷症等問題。同時還具備優秀抗氧化，可預防衰老。也有提高免疫力，強化黏膜，消除眼睛疲勞、壓力等效用。紅蘿蔔纖維質多，水分少，最好選擇多汁的水果（如柑橘類）搭配。

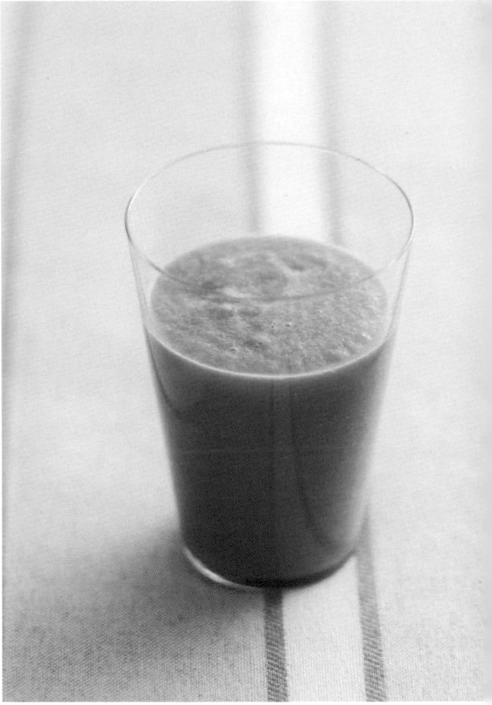

番茄紅蘿蔔汁

營養滿點的濃醇蔬果汁，番茄抗氧化作用有美容效果。

紅蘿蔔	小番茄	水	
2	2	1	紅蘿蔔與小番茄分量相同，水是兩者的一半。

材料

紅蘿蔔……1小根（100g）
小番茄……6個（100g）
水……50ml
檸檬汁……少許

作法

1. 小番茄去蒂，橫向對切。紅蘿蔔去皮，切成一口大小。
2. 所有食材放進調理機，攪成液狀即可。

＊加少許鹽更能襯托出番茄甜味。
＊紅蘿蔔含有破壞維生素C的酵素，但加了檸檬汁後，可以抑制這項作用。

食材功效

紅蘿蔔

具抗氧化作用的β胡蘿蔔素含量是所有蔬菜之冠。能提升人體免疫力與自癒力。

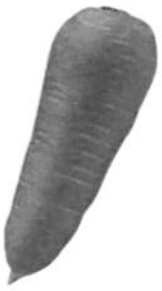

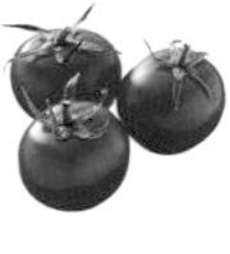

小番茄

優秀抗氧化能力可以預防老化加速。檸檬酸能抑制血糖上升。

檸檬

富含維生素C，抗氧化能力強。也有提升免疫力，改善易累的狀況。

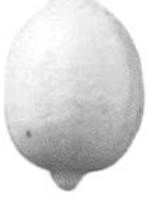

「紅蘿蔔：喜好水果：水」的好喝絕招！比例2：2：1混合準沒錯！

用這些水果代替
小番茄
一樣美味

＊將水果切成一口大小，放進容器裡比較容易辨別比例。
＊柑橘類使用榨汁機榨汁，酸味更突出，口感更清爽。
＊攪拌後嚐一下味道，再依喜好調整水分、甜度。
＊請加入與紅蘿蔔相同分量的水果。

取代小番茄

葡萄柚 1/2個

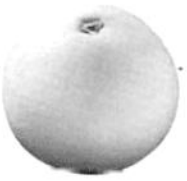

柚香抗老果汁

作法

1 葡萄柚去皮和薄皮，取果肉。紅蘿蔔去皮，切成一口大小。
2 所有食材放進調理機，打攪成果汁即可。

＊水量少許即可，以免果汁太稀失去原味。
＊葡萄柚可用市售純果汁取代。

食材功效　淡淡苦味是來自名為「柚皮苷」的多酚成分，有抗氧化效果。

取代小番茄

柳橙 1個

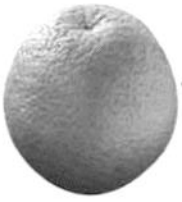

鮮橙營養汁

作法

1 柳橙去皮和薄皮，取果肉。紅蘿蔔去皮，切成一口大小。
2 所有食材放進調理機，攪拌成液狀。

＊水量不宜多。
＊柳橙也可使用榨汁機榨汁，或以市售百分百純柳橙汁代替。

食材功效　柳橙的白色薄皮具維生素P，可強化毛細血管的功能，連薄皮一起榨汁，效果更棒。

取代小番茄

蘋果 1/2個

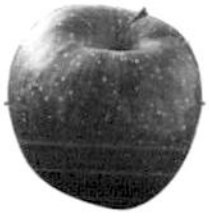

蘋果纖維汁

作法

1 蘋果連皮切成一口大小。紅蘿蔔去皮，切成一口大小。
1 所有食材放進調理機，攪拌成液狀。

＊水量可以多一點，與所有食材同等分量也行。

食材功效　富含果膠類的食物纖維，可以改善腸道環境。也含多種維生素。

取代小番茄

芒果 1/2個

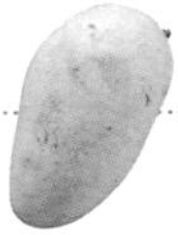

芒果活力汁

作法

1 芒果、紅蘿蔔去皮，各自切成一口大小。
2 所有食材放進調理機，攪拌成液狀。

食材功效　維生素A、C、E能讓肌肉美白Q彈。富含的β胡蘿蔔素，可提升免疫力。

基本款果汁

3

油菜活力汁

以油菜為主要食材，搭配水果可製作出營養絕鑽的健康青汁。油菜的苦澀味少，與多甜多汁的柑橘類水果最速配，一起榨汁相當好喝。

具抗衰老與美容效果 強化身體細胞更健康

油菜是富含維生素、礦物質的黃綠色蔬菜，可以強化酵素力。含豐富微量元素，具備優異的代謝提升力。

現代人容易缺鈣，油菜的含鈣量是菠菜的3倍以上，能抒壓心情、預防骨質疏鬆。如果覺得有青臭味，可加點檸檬汁去除異味。

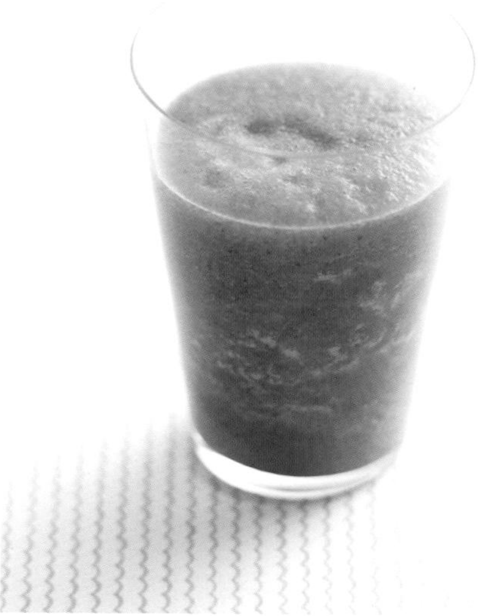

食材功效

油菜

維生素A防止肌膚變粗糙，鈣質有安定情緒效果。

＊可用茼蒿、青江菜、日本水菜代替油菜。

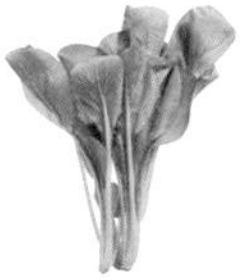

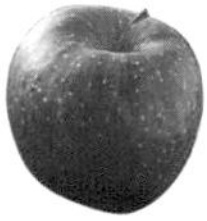

蘋果

蘋果皮富含多酚成分，有優秀的抗氧化效果。蘋果耐水又耐熱。

檸檬

檸檬酸能促使代謝正常，黃色素具有抗氧化效果。

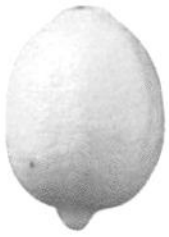

蘋果油菜汁

淡淡甜味的青汁，相當好喝。油菜富含鈣質，讓身體充滿能量活力。

油菜		蘋果		水
1	:	3	:	3

蘋果和水的分量是油菜的3倍。

材料

油菜……1株（30g）
蘋果……1／2個（90～100g）
水……90～100ml
檸檬汁……少許

作法

1 油菜只取葉子部份，與連皮蘋果切成一口大小。
2 蘋果和水放進調理機，打攪成液狀後，中途加入油菜，攪拌至變成綠色為止。接著加入檸檬汁，讓口感更清爽。

＊油菜過度攪拌會變苦，所以請在中途加入。

「油菜：喜好水果：水」以1：3：3創造鮮美口感！

＊將水果切成一口大小，放進容器裡比較容易辨別比例。
＊打成果汁後嚐一下味道，再依喜好調整水分、甜度。
＊水果的分量是油菜的3倍。

用這些美味水果
取代蘋果
依然順口好喝

取代蘋果

鳳梨 100g

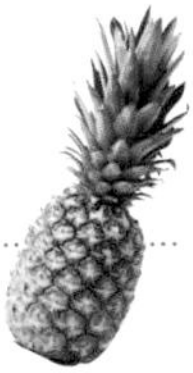

鳳梨整腸汁

作法

1 油菜取葉子部份切段。鳳梨去皮，切成一口大小。

2 鳳梨和水放進調理機，打成果汁後，中途加入油菜，攪拌成綠色即可。可加入少許檸檬消除青臭味。

食材功效　富含蛋白質分解酵素、鳳梨酵素。可減輕腸胃負擔。

取代蘋果

橘子 2個

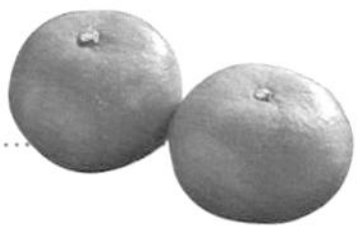

柑橘燃脂果汁

作法

1 油菜取葉子切成一口大小。橘子去皮剝成一瓣一瓣。

2 橘子和水放進調理機，攪拌成液狀後，中途加入油菜，打攪成綠色為止。最後加入檸檬汁，讓口感更清爽。

食材功效　欣樂若素成分可分解脂肪，促進脂肪燃燒。

取代蘋果

奇異果 1個

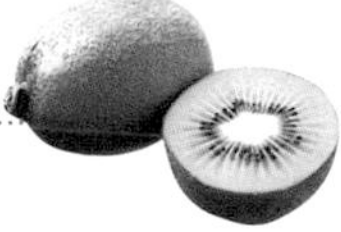

雙綠酵素果汁

作法

1 油菜取葉子切成一口大小。奇異果去皮，磨泥。

2 將油菜和水打成果汁後，中途加奇異果再攪拌一下即可。少許檸檬汁能讓果汁更順口。

＊奇異果的籽弄碎會變苦，只要攪拌一下即可。

食材功效　富含蛋白質分解酵素、奇異果酵素，可以幫助消化與吸收，守護腸胃。

取代蘋果

葡萄柚 1/2個

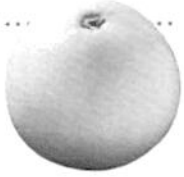

鮮柚解膩汁

作法

1 將油菜葉子處切小段。葡萄柚取出果肉，切成小塊。

2 葡萄柚和水放進調理機，先打成液狀後，中途加入油菜，打攪成綠色即完成。

＊葡萄柚可使用市售百分百純葡萄柚汁替代。

食材功效　肌醇成分可促進脂肪代謝，預防肝臟脂肪屯積。

基本款果汁

4

纖腰豆漿果汁

相信嗎？豆漿搭配水果也能做出美味的減肥果汁，不敢喝豆漿的人也能接受。豆漿營養豐富，而且口味濃郁香醇，可說是家中必備的便利食材。

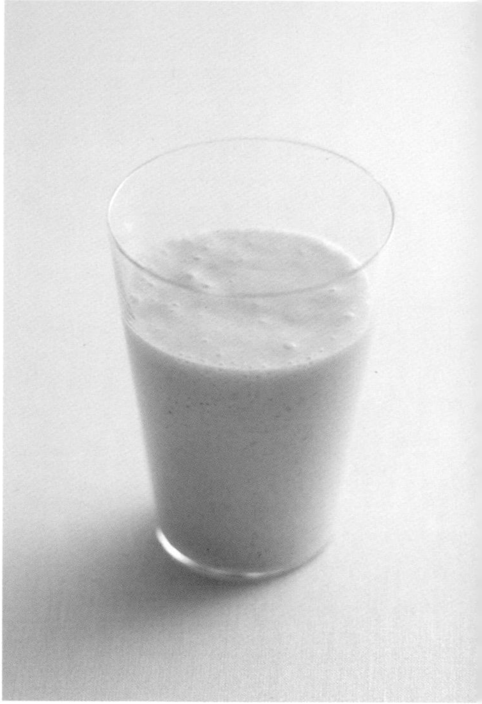

抑制脂肪與糖分吸收 是女性的美容聖品

豆漿所含成分能預防脂肪屯積，抑制活性氧作用。豆漿是優質蛋白質食物，富含類黃酮成分、優秀抗氧化成分的維生素E，堪稱是女性的美容聖品。

豆漿飽足感夠，是最佳減肥食品。不僅能中和食材的苦味，可以搭配所有水果榨汁，讓味蕾有不思議的新美味。

食材功效

豆漿

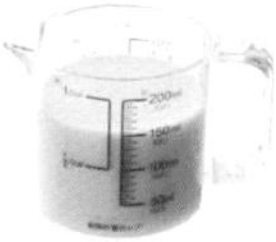

大豆異黃酮成分可促進體脂肪燃燒。卵磷脂促進細胞吸收酵素和養分，將廢物排出，可以活化細胞。也有抗衰老效用。

香蕉

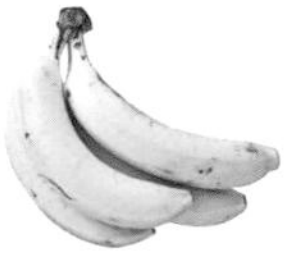

富含碳水化合物、鉀離子、酵素。多寡糖讓腸內比菲斯益菌變多，食物纖維能整腸健胃。當香蕉皮出現咖啡色斑點，表示可以食用了。

香蕉飽腹豆漿

香蕉豆漿是相當親民的果汁飲品。早餐喝一杯可以補充能量，你也可以再搭配其他水果，增添雙重滋味。

豆漿		香蕉	
1	:	1	豆漿和香蕉是相同分量。

材料

香蕉……1小根（100g）

無糖豆漿……100ml

作法

1. 香蕉去皮，切成一口大小。
2. 所有食材放進調理機，攪拌成濃稠液狀。

＊香蕉本身有甜味，因此使用無糖豆漿，覺得太過濃稠的話，豆漿分量多一些也無妨。

「豆漿＋喜好水果」瘦身新美味！
1：1比例創造大眾口感！

喜歡什麼水果
就加入和
豆漿混搭吧！

＊將水果切成一口大小，放進容器裡比較容易辨別比例。
＊攪拌後嚐一下味道，再依喜好調整水分、甜度。
＊請加入與豆漿相同分量的水果。

取代香蕉

青蘋果 1/2個

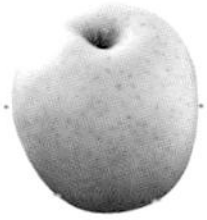

青蘋果美肌豆漿

作法

1 青蘋果連皮切成一口大小。
2 所有食材放進調理機，打攪成醇濃果汁即完成。

食材功效 蘋果多酚成分擁有優異的抗氧化作用，可以抑制黑色素形成。

取代香蕉

西洋梨 1/2個

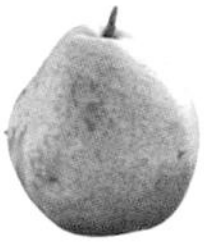

西洋梨暢纖豆漿

作法

1 西洋梨去皮，切成一口大小。
2 所有食材放進調理機，攪拌成濃稠液狀即可。

食材功效 蛋白質分解酵素可促進消化。果肉纖維質可以改善便秘問題。

取代香蕉

鳳梨 100g

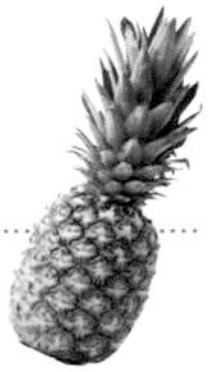

鳳梨高纖豆漿

作法

1 鳳梨去皮，切成一口大小。
2 所有食材放進調理機攪拌，濃郁的豆漿果汁就完成了。

＊市售的鳳梨切片也行。

食材功效 維生素B1可以幫助糖質分解，促進代謝。檸檬酸可以消除疲勞。

取代香蕉

巨峰葡萄 8顆

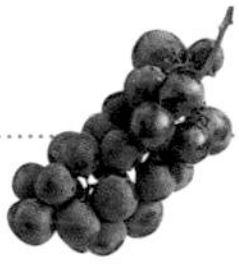

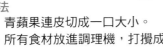

葡萄抗氧化豆漿

作法

1 葡萄連皮直向對切，取籽。
2 所有食材放進調理機，攪拌成濃稠果汁。

＊巨峰葡萄連皮一起榨汁，製作出芳醇苦甜味的果汁。

食材功效 葡萄皮富含多酚成分，可以發揮優秀的抗氧化效果。

基本款果汁

5

優格淨化果汁

優格和優酪乳是可以活化酵素力的發酵食品。搭配水果製成果汁，酵素力更強，讓身體的代謝更活潑。而且與任何水果都很搭。

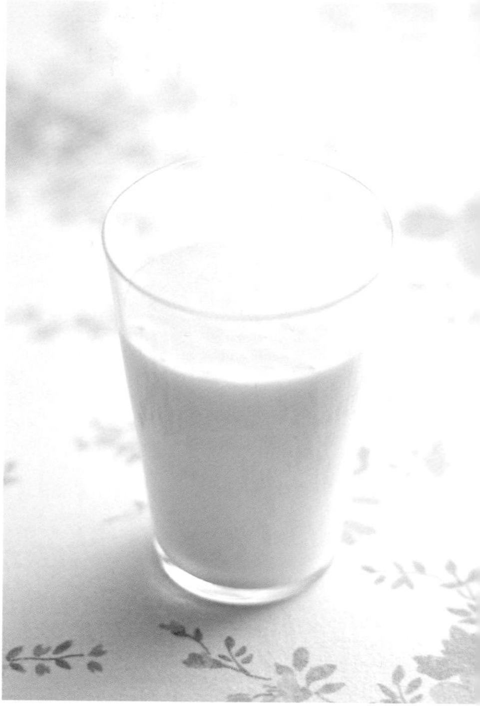

提升酵素力的發酵食品還能擊退腸內壞菌！

優格是具備優秀整腸作用的發酵食品。可以提升酵素力，促進代謝。乳酸菌讓腸內比菲斯菌等益菌變多，並且打擊壞菌。

雖然我們不適合攝取過多動物性食品，但從營養層面與口感來看，優格確實符合期待，可以搭配任何水果，製作出酸中帶甜的美味果汁，使用優酪乳一樣有相同功效。

食材功效

優格（優酪乳）

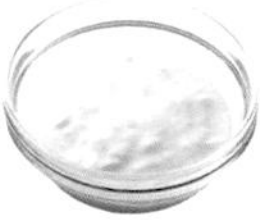

乳酸菌讓腸內益菌增多，並且能排泄多餘膽固醇。富含蛋白質、吸收率佳的鈣質、維生素B2等成分。

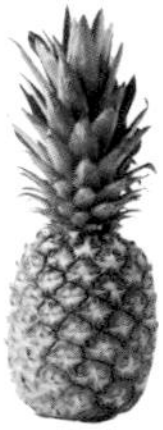

鳳梨

富含維生素B1和食物纖維，前者能將糖質轉換為能量。鳳梨酵素能分解腸內有害物質，改善腹瀉、消化不良等問題。

鳳梨整腸果汁

加了酸甜口味兼備的鳳梨，利用豐富的酵素成分淨化腸道。

優格		鳳梨	
1	:	1	優格與鳳梨是相同分量。

材料

鳳梨……100g

原味優格……100ml

作法

1. 鳳梨去皮，切成一口大小。
2. 所有食材放進調理機，混合攪拌均勻即可。

＊原味優格也可以用原味優酪乳取代。

「優酪乳＋水果」的酸甜層次！以1：1比例完美混搭

任何喜好水果
與優格榨汁
每一口都有驚喜！

＊將水果切成一口大小，放進容器裡比較容易辨別比例。
＊攪拌後嚐一下味道，再依喜好調整水分、甜度。
＊請加入與優格同等分量的水果。

取代鳳梨

藍莓 100g

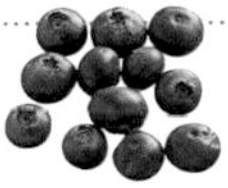

護眼藍莓優酪乳

作法

1. 將藍莓洗淨，冷凍的藍莓也可使用。
2. 所有食材放進調理機，均勻打攪。

＊覺得甜度不夠時，可以增加藍莓分量。也可加點蜂蜜調味。

食材功效　紫色花青素成分有提升視力的效果。還可以抑制活性氧作用，預防老化。

取代鳳梨

哈蜜瓜 1/3個

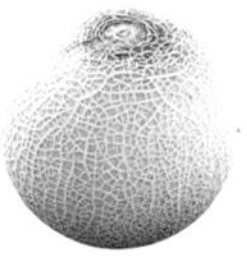

哈蜜瓜消水腫汁

作法

1. 哈蜜瓜去籽，用湯匙挖出果肉。
2. 所有食材放進調理機，稍微攪拌成液狀即可。

食材功效　鉀離子能促進水分代謝，改善水腫問題。富含糖質可以消除疲勞，抗氧化能力強。

取代鳳梨

水蜜桃 1/2個

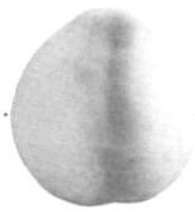

水蜜桃清腸果汁

作法

1. 水蜜桃去皮，切成一口大小。
2. 所有食材放進調理機，稍微攪拌成液狀。再依個人口感加1小匙蜂蜜調味。

＊不想用調理機的話，將所有食材放進塑膠袋裡揉搓取汁亦可。

食材功效　兒茶素的抗氧化效果可以抗衰老。食物纖維成分能改善便秘問題。

取代鳳梨

金柑 8～10個

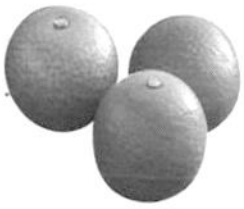

金柑抵抗力果汁

作法

1. 金柑橫向對切，去籽。
2. 所有食材放進調理，打成果汁狀即完成。

食材功效　富含維生素C，有美容、預防感冒的效果。果皮或薄皮所含的橙皮苷成分可以提高維生素C的吸收率。

1 自製水果醋

果汁榨完後，如果有剩下的食材可以做成果醋。方法很簡單，水果和醋、蜂蜜以相同分量比例拌在一起即可。想喝時可加碳酸水稀釋，或將果醋當成調味料使用，用途相當廣泛。

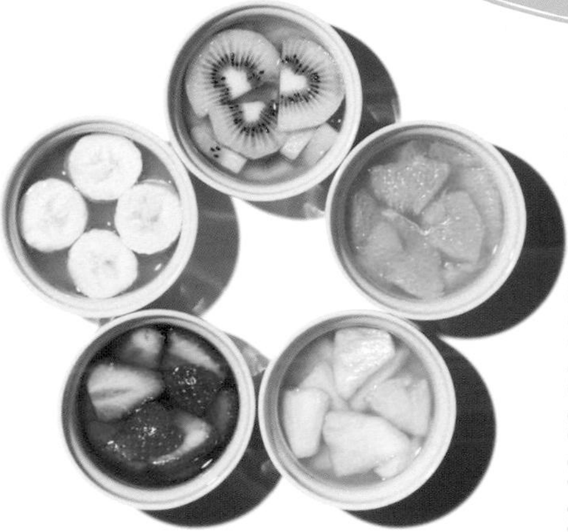

★ 美味果醋比例

水果	蘋果醋	蜂蜜
1	1	1

材料

喜歡的水果……30g
蜂蜜……30ml
蘋果醋……30ml

作法

1 水果去皮或薄皮，只剩下果肉，再切成一口大小（1～2公分塊狀）。
2 準備小缽碗，將1和蜂蜜、醋倒進碗裡，均勻攪拌。
3 用保鮮膜包好，放進冰箱冷藏一晚。

＊冰箱冷藏的保存期限約3天。

★ 美味飲用方法

水果醋	水
1	5

使用5倍的水稀釋水果醋。水可以是常溫水、碳酸水或豆漿，想加酒的話，白酒或啤酒都是不錯的選擇。

2 100％不摻水！自製爽口冰沙雪克

將剩餘的食材冷凍起來，可以做成冰沙或雪克。如果是蔬菜，切成一口大小的油菜、青花椰、芹菜、紅蘿蔔、南瓜都可以。番茄整顆冷凍，然後再磨泥就是番茄冰沙。如果是水果，淋點果露或利口酒（又稱甜酒）冷凍後，不會釋出水，又能保留口感。若是草莓，可以加櫻桃酒；芒果或香蕉加甜橙酒。奇異果淋點砂糖，可以凝固種籽，不會有苦味釋出。

★ 冷凍保存方法

1 各食材去皮或蒂，切成寬約1公分的薄片，使用廚房紙巾擦乾水分。
2 放進冷凍保存袋，平放冷凍。

「奇異果芹菜冰沙」製作步驟：
將冷凍奇異果（60g）、冷凍芹菜（60g）、市售百分百純蘋果汁（120ml）一起放進調理機，均勻攪拌成泥狀，就是完全不摻水的純天然水果冰沙。

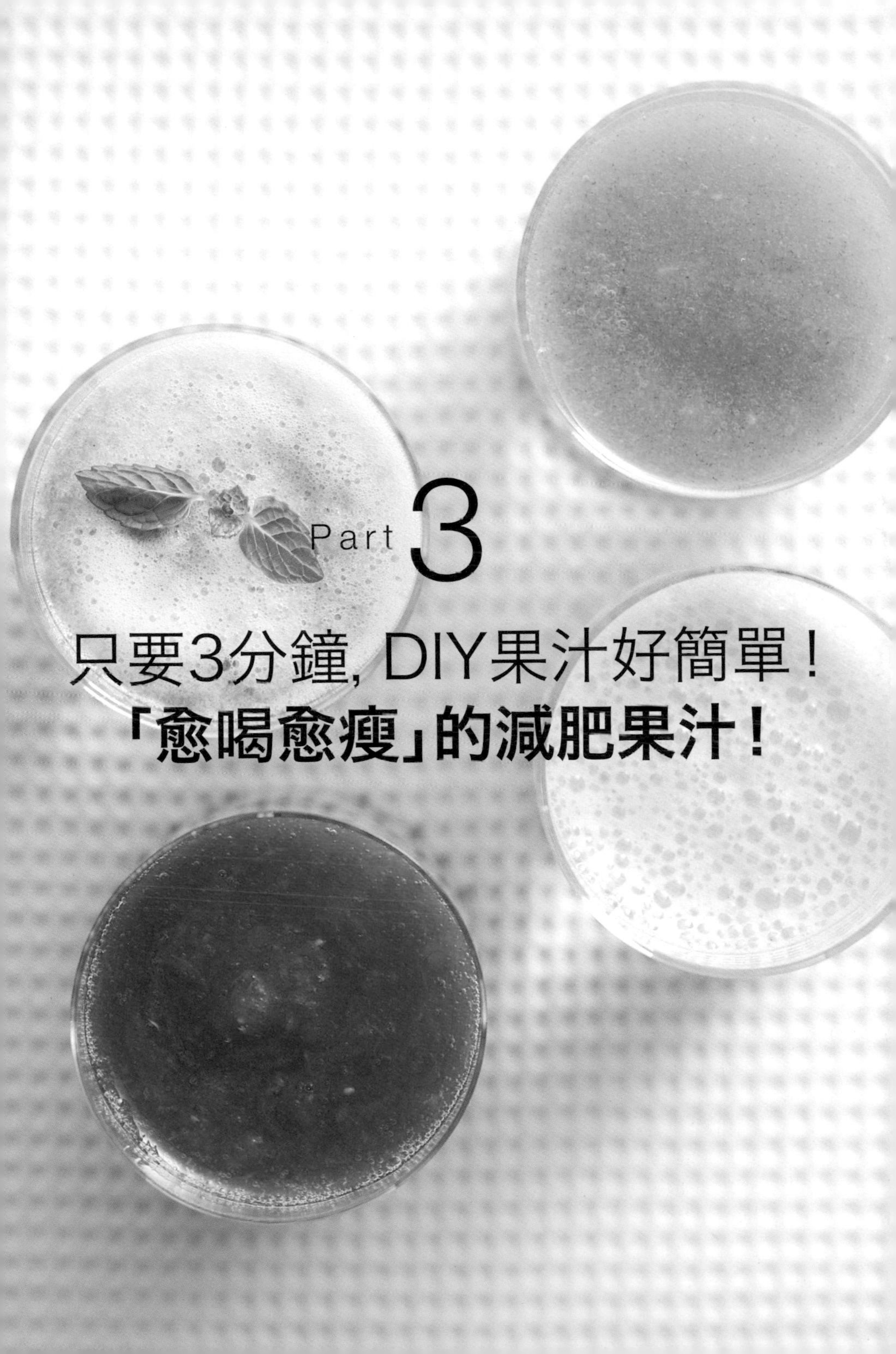

Part 3

只要3分鐘, DIY果汁好簡單！
「愈喝愈瘦」的減肥果汁！

燃脂排毒果汁－讓脂肪快速燃燒！

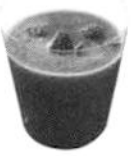

不同的新鮮蔬果，都能預防並且改善身體不適的功效，
接下來介紹的果汁能夠幫助你快速燃燒脂肪，並且將體內的老舊廢物排出體外，
利用具排毒效果、生命力旺盛的食材，提高美容效果與瘦身功效。

成功燃脂の必勝攻略

排除毒素，解決「冬季肥」問題！

利用苦味食材將屯積的老舊廢物排出體外。

point 1
利用多酚成分「排毒」

「多酚」是指植物的色素或苦味成分。油菜或山菜類、草莓等春季食材富含多酚成分，含有量愈多，色澤愈深，澀味也會愈強烈。多酚成分擁有優秀的抗氧化能力，可以排除老化原因的活性氧，以及排泄老舊廢物的排毒作用。還能促進脂肪燃燒，乃是消除冬季贅肉的必需成分。

point 2
利用香氣「抒解發胖壓力」

「唉，又變胖了！」想消除這樣的憂鬱感及焦慮感，建議攝取芹菜，芹菜的香氣成分有鎮靜作用。富含維生素C，有抒壓效果的甘夏柑或草莓也非常適合榨汁。果汁再搭配優格等富含鈣質的食品，效果更棒。富含香氣的鮮榨果汁可以抒解讓人發胖的壓力，讓你的每一天充滿活力。

體溫升高，瘦更快！

春天大地變得暖和，植物也冒出新芽。在這個時期體溫也會自然升高，代謝變好，正是排除冬天屯積脂肪的最好時機。

當季食材、山蕨菜或忽木芽、蜂斗菜（等山菜類或油菜有著獨特的青菜澀味，且略帶口味，有助於冬季屯積的老舊廢物之排泄。「春天長痘痘」就是體內排毒的證據。

燃脂排毒果汁の推薦食材

蔬菜

芹菜、油菜、忽木芽、
山蕨菜、高麗菜、萵苣、
綠蘆筍

水果

草莓、甘夏柑（柑橘）、
櫻桃、枇杷

排毒蔬菜 綠蘆筍

Asparagus

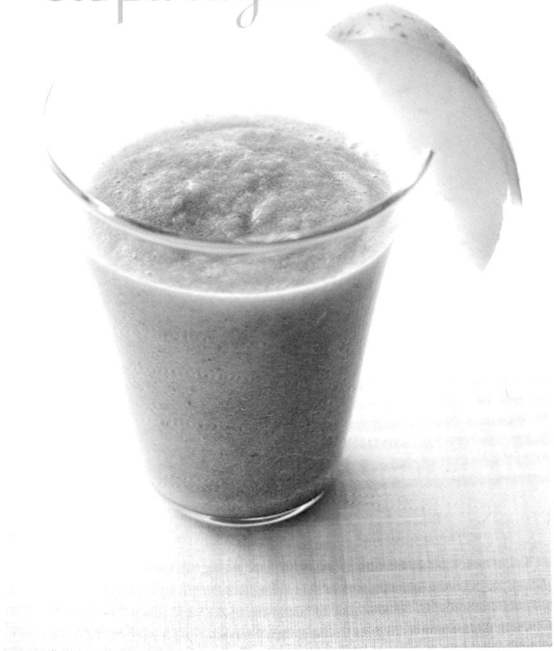

蘆筍淨化果汁

這是一道可以淨化腸道的淺綠色果汁。綠蘆筍的「天門冬氨酸」成分可以促進代謝。蘋果也有良好的排毒效果。

材料

綠蘆筍……2根（40g）

青蘋果……1／2個（100g）

水……100ml

作法

1 綠蘆筍切成一口大小。蘋果洗淨後，連皮切成一口大小。

2 所有食材放進調理機，均勻攪拌成液狀。

＊可以使用紅蘋果代替青蘋果。

燃脂蔬菜 油菜

Rape blossoms

多C美顏汁

這道果汁略有苦味，口感酸甜。油菜富含維生素C、鈣、鐵等營養成分，擁有優秀美容效果。

材料

油菜……1／2個（30g）

柳橙……1.5個（果汁150ml）

檸檬汁……少許

作法

1 油菜切成一口大小。柳橙橫向對切，使用榨汁機榨汁。

2 所有食材放進調理機，打攪成液體狀即可。

＊試嚐時若有苦味，可以再多加點檸檬汁。

＊可用市售百分百純柳橙汁取代柳橙。

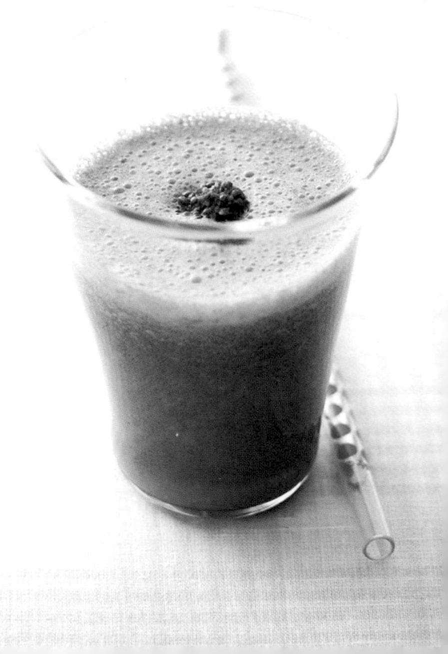

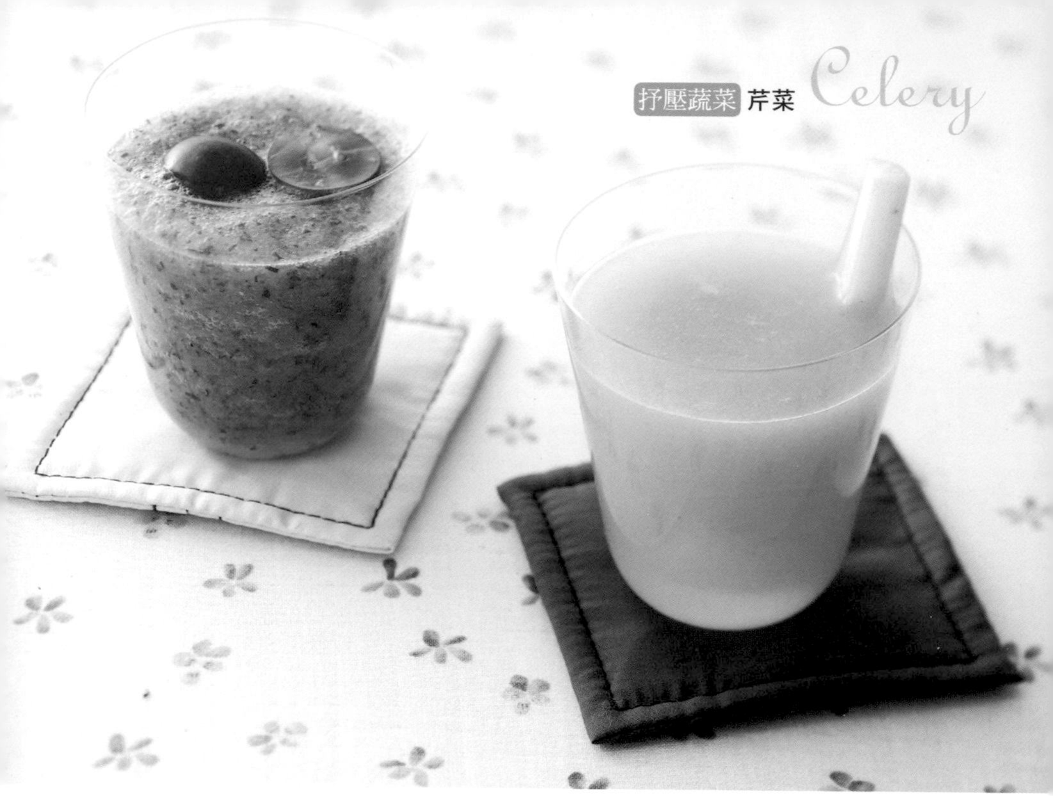

療癒芹香汁

芹菜香氣有療癒效果！有股清新涼爽的口感。葡萄的抗氧化作用可以抵擋老化加速到來。

材料
芹菜……1／4根（30g）
紅葡萄……12顆（120g）
水……50ml
檸檬汁……少許

作法
1 芹菜切成小塊。紅葡萄連皮直向對切，去籽。
2 所有食材放進調理機，攪拌成液體狀即可。

＊沒有紅葡萄，可用麝香葡萄或巨峰葡萄代替。

高酵清體果汁

相當爽口的芹菜蘋果汁。富含食物纖維，可改善排便狀況。讓人聯想到春季嫩芽旺盛生長的景象，心情異常舒暢。

材料
芹菜……1／4根（30g）
蘋果……1／4個（50g）
水……100ml
萊姆汁（或檸檬汁）……少許

作法
1 芹菜切成小塊。蘋果連皮切成一口大小。
2 將1食材和水一起放進調理機，攪拌成液狀。倒進杯子後，再加入萊姆汁即完成。

＊芹菜使用莖部榨汁。葉子撕成碎片，最後再加入攪拌榨汁，更有香氣。

Cabbage, Lettuce

酵素鮮綠汁

高麗菜富含維生素U和鳳梨的鳳梨酵素讓人充滿活力。口感略苦，但是相當爽口，鳳梨香氣會讓人上癮。

材料

高麗菜……2片（20g）
鳳梨……100g
水……70ml
檸檬汁……少許

作法

1. 高麗菜要將纖維切斷，切成小片。鳳梨去皮，切成一口大小。
2. 所有食材放進調理機，均勻打成果汁即可。

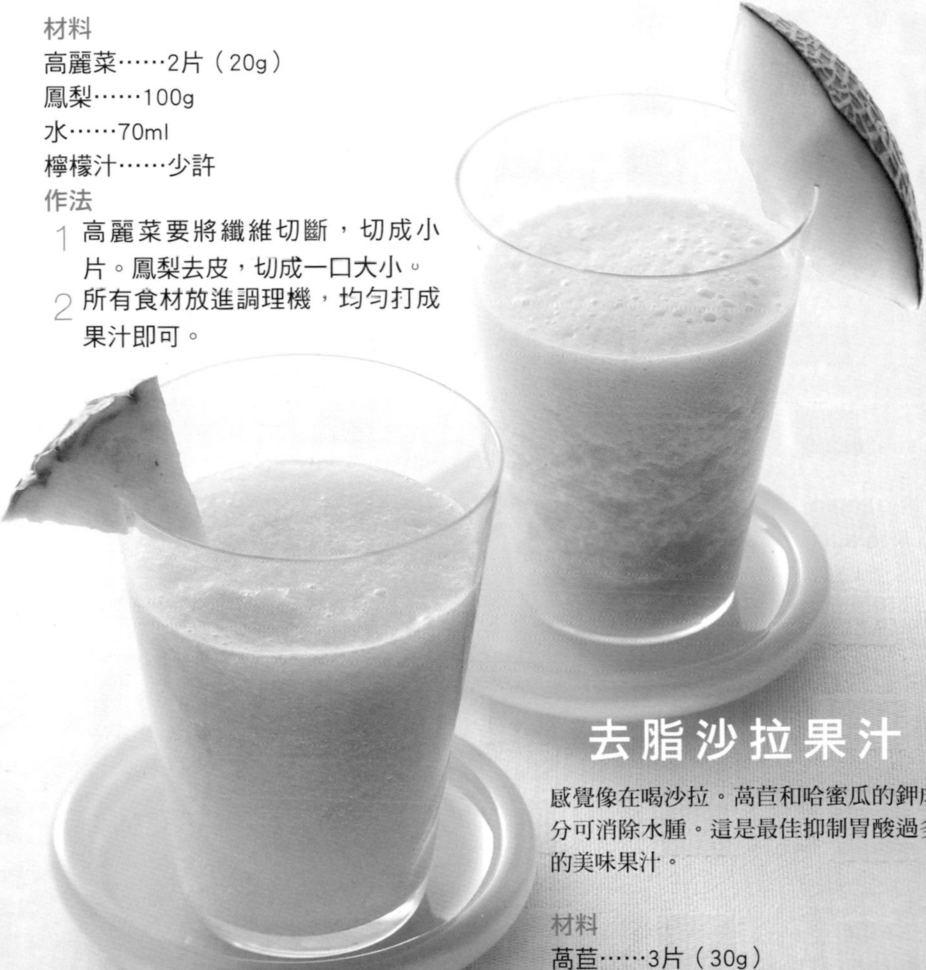

＊剛開始加入少量的水攪拌，再嚐味道，調整水量。
＊可用市售切好的鳳梨片取代鳳梨。

去脂沙拉果汁

感覺像在喝沙拉。萵苣和哈蜜瓜的鉀成分可消除水腫。這是最佳抑制胃酸過多的美味果汁。

材料

萵苣……3片（30g）
哈蜜瓜……100g
萊姆汁（或檸檬汁）……少許

作法

1. 萵苣切成一口大小。哈蜜瓜去籽，使用湯匙挖果肉。
2. 所有食材放進調理機，輕輕攪拌成液狀。

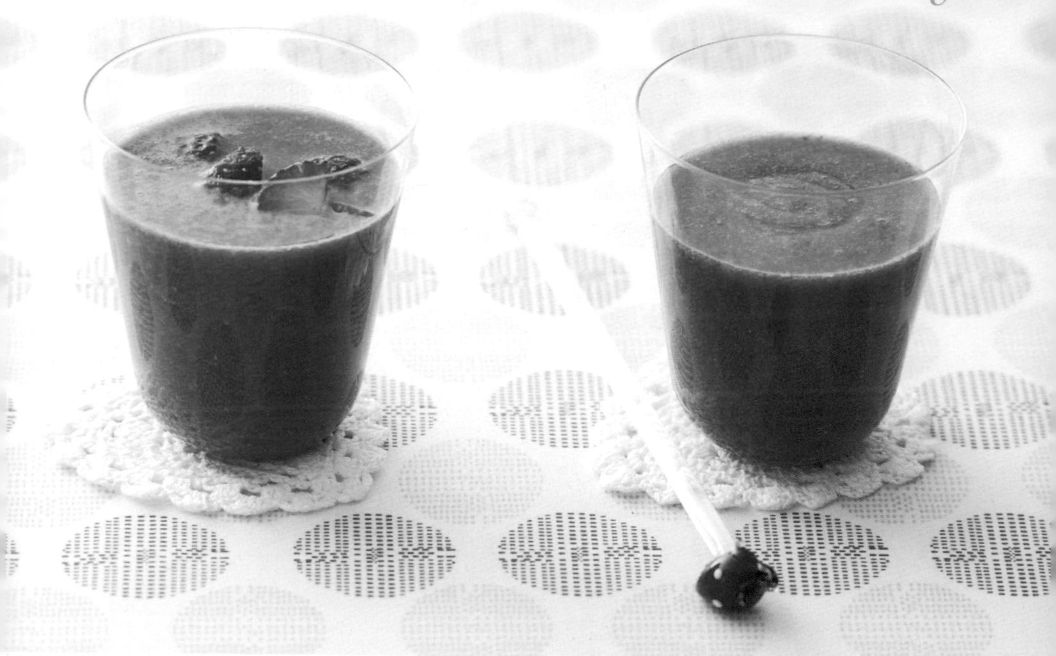

初戀莓果汁

口感像不像酸酸甜甜的初戀滋味？這是一道可以確實品嚐到食材新鮮美味的草莓果汁。覆盆子擁有絕佳的抗氧化效果。

材料
草莓……6～7個（100g）
冷凍覆盆子……30g
蜂蜜……1～2小匙
檸檬汁……少許
水……100ml

作法
1 草莓去蒂，切成一口大小。
2 所有食材放進調理機，攪拌成濃稠液狀。

＊可依個人喜好，再切點草莓放進果汁裡，豐富飲用時的口感。

活力滿點果汁

草莓富含維生素C美容成分。喝果汁時會喝到果粒，更有滿足感。果汁的鮮豔粉紅色讓人看了心花怒放，渾身充滿活力。

材料
草莓……4個（60g）
紅肉葡萄柚……1／2個（100g）
檸檬……1／8個

作法
1 草莓去蒂，切成一口大小。葡萄柚取皮和薄皮，切成一口大小。
2 除了檸檬，將所有食材放進調理機攪拌。倒在杯後再擠檸檬汁。

＊可以使用白肉葡萄柚。也可使用市售百分百純葡萄柚汁代替。
＊檸檬可用市售檸檬汁取代。

馬卡龍粉紅果汁

擁有如馬卡龍般的牛奶粉紅色澤，早上醒來看到桃粉色果汁，會讓人精神振奮、心花怒放。優格有整腸作用，可讓腸內多餘廢物順暢排出。

材料

草莓……6個（90g）
優格（原味）……100ml
蜂蜜……1小匙

作法

1. 草莓去蒂，切成一口大小。
2. 所有食材放進調理機，均勻攪拌成果汁即可。

春漾酸甜果汁

草莓和豆漿是絕妙的組合。草莓的維生素C成分能抑制黑色素形成，可以改善黑斑、膚色暗沉等問題。

材料

草莓……6個（90g）
豆漿（無糖）……100ml
蜂蜜……1小匙

作法

1. 草莓去蒂，切成一口大小。
2. 所有食材放進調理機，攪拌成濃稠液狀。再依個人口味加蜂蜜。

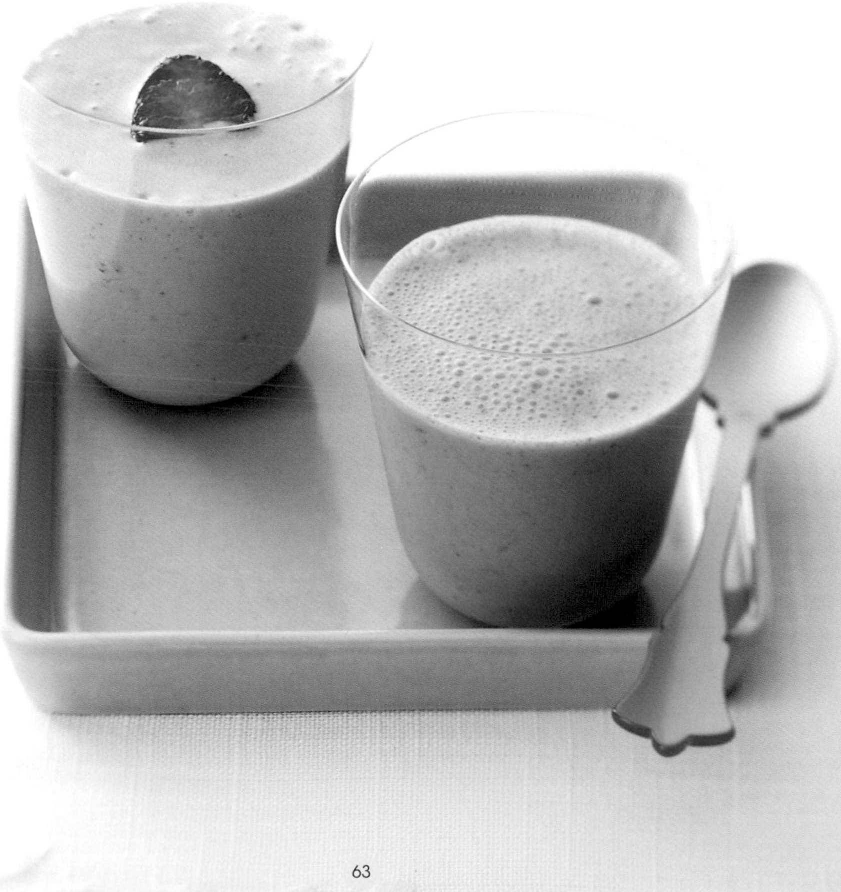

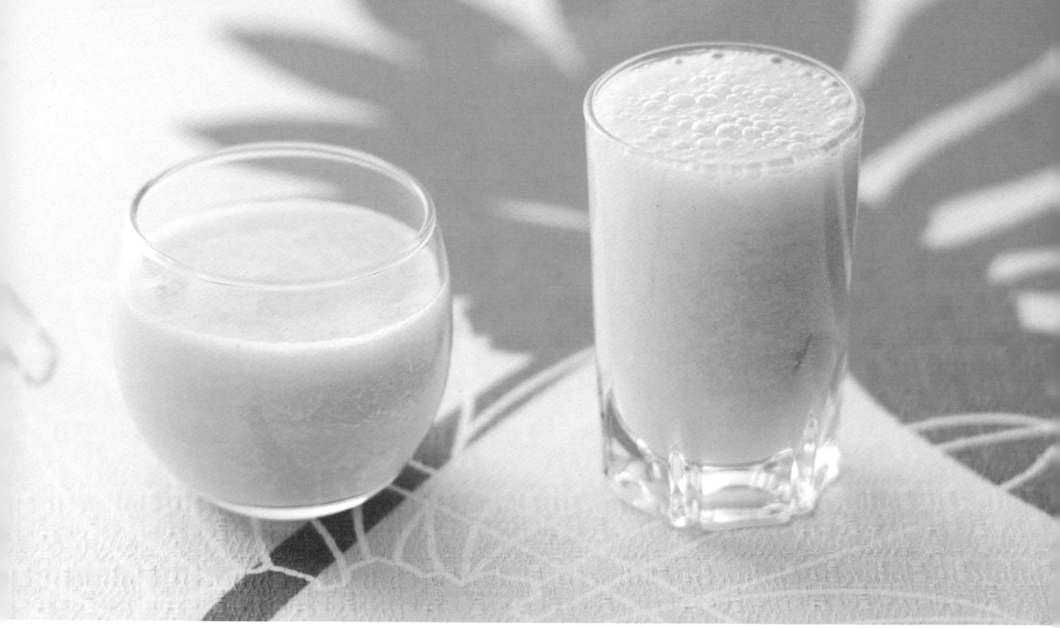

美肌鮮果汁

清爽多汁的甘夏鳳梨汁。聞其香氣會讓人聯想到春雪融化的景象。維生素C可以預防發胖的焦慮情緒。

材料

甘夏柑……1／4個（100g）
鳳梨……50g
水……50ml

作法

1 甘夏柑去皮和薄皮，切成一口大小。鳳梨去皮，切成一口大小。
2 所有食材放進調理機，攪拌成液狀。

＊鳳梨可用市售鳳梨片取代。

甘夏暖暖汁

生薑風味的甘夏柑沙瓦具有暖和效果。可以促進血液循環，預防春季畏冷症和感冒。

材料

甘夏柑…1／4個（100g）
碳酸水……50ml
薑（薑末）……2片

作法

1 甘夏柑去皮和薄皮，切成一口大小，放進調理機，攪拌成液狀。
2 薑片放進杯裡，使用湯匙輕壓，再加1和碳酸水。

＊用有刻度的容器測量碳酸水，加入適當的分量。
＊也可用市售的薑泥代替。

食材小常識

★草莓

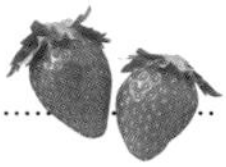

■營養成分

維生素C・E、鉀、葉酸

■挑選方法

選擇蒂是深綠色且隆起，果肉表面有彈性與光澤的個體。蒂的周圍反紅光，代表果實熟透。

■保存方法

不用洗也不必去蒂，使用保鮮膜包著，放進冰箱的蔬果儲藏室保存。

■契合食材

柳橙、香蕉、葡萄柚、荔枝、豆漿

★綠蘆筍

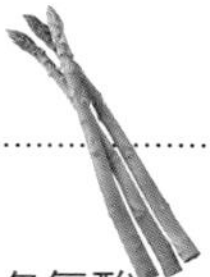

■營養成分

維生素A・B群・C・E、天門冬氨酸

■挑選方法

選擇深綠色、花穗結苞、根部粗度均一的個體。白蘆筍要選擇種在土裡的品種。

■保存方法

使用濕報紙包著，放進塑膠袋，將綠蘆筍立起，置於冰箱冷藏。

■契合食材

蘋果、香蕉、葡萄柚、檸檬

★芹菜

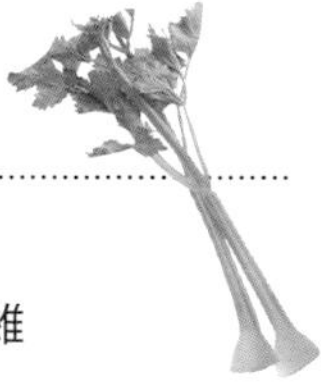

■營養成分

維生素B群・C、食物纖維

■挑選方法

選擇香味佳，葉子鮮綠，沒有變色，充滿光澤與彈性的個體。莖部粗筋要夠明顯，整體看起來厚粗的最好。

■保存方法

將葉和莖分開，包保鮮膜後置於冰箱蔬果儲藏室直立保存。

■契合食材

青蘋果、葡萄柚、葡萄、梨子、萊姆

★甘夏柑（柑橘）

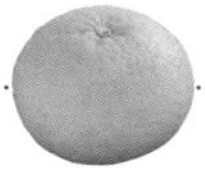

■營養成分

維生素C、鉀

■挑選方法

選擇外形美，表面有彈性、色澤鮮豔，拿起來頗有重量的個體，表示新鮮多汁。

■保存方法

放在通風涼好的陰暗處即可。

■契合食材

鳳梨、柳橙、優格、檸檬、薑

★油菜

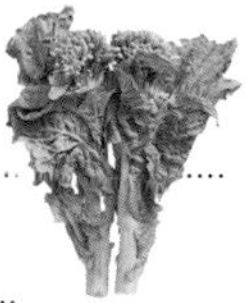

■營養成分

維生素B2・C・E、食物纖維

■挑選方法

菜葉和莖部必須顏色鮮豔，看起來水分充足，選擇含苞待放的個體。花穗部分口感略苦。

■保存方法

將捆綁的膠帶拆開，使用濕報紙包著，置於冰箱冷藏，可保存2～3天。

■契合食材

葡萄柚、柳橙、蘋果、檸檬、萊姆

★高麗菜

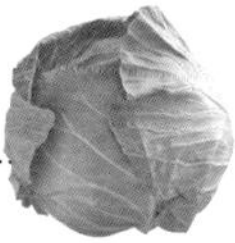

■營養成分

維生素C・K・U、谷氨酸

■挑選方法

選擇葉子略捲，外觀看起來水嫩、有光澤的個體。若只買半顆，選擇切面沒有隆起的個體。

■保存方法

切面包保鮮膜，放冰箱冷藏保存。也可以鹽水煮過後冷凍保存。

■契合食材

鳳梨、芹菜、蘋果、葡萄柚、檸檬

快瘦美白 果汁－貴婦最愛的配方

胖到35歲還是瘦不下來嗎？想要健康快瘦，首先要攝取能改善水腫的食材，
來提升減重的效率，番茄、哈蜜瓜、西瓜等都能有效預防水腫並改善中暑症狀，
同時還具備「高度防曬美白」功效。

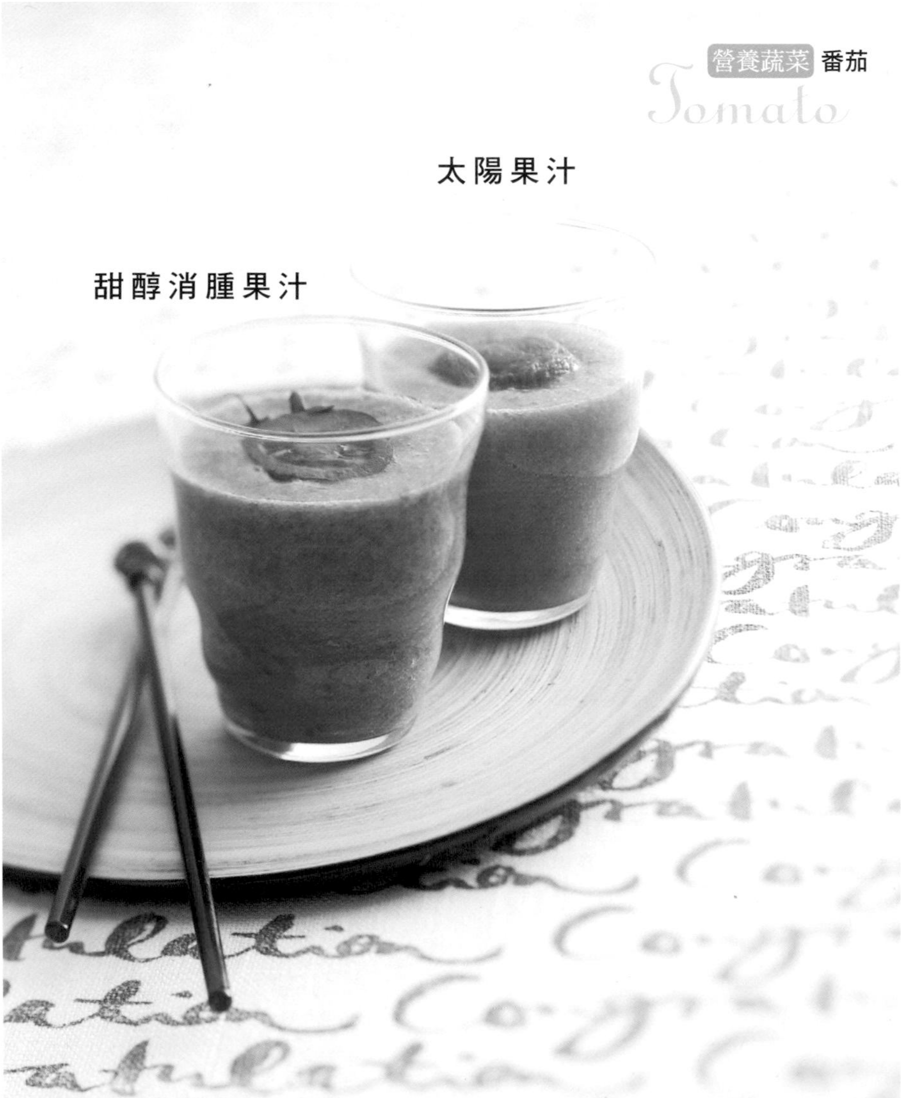

美肌蔬菜 番茄、苦瓜

Tomato, Balsam pear

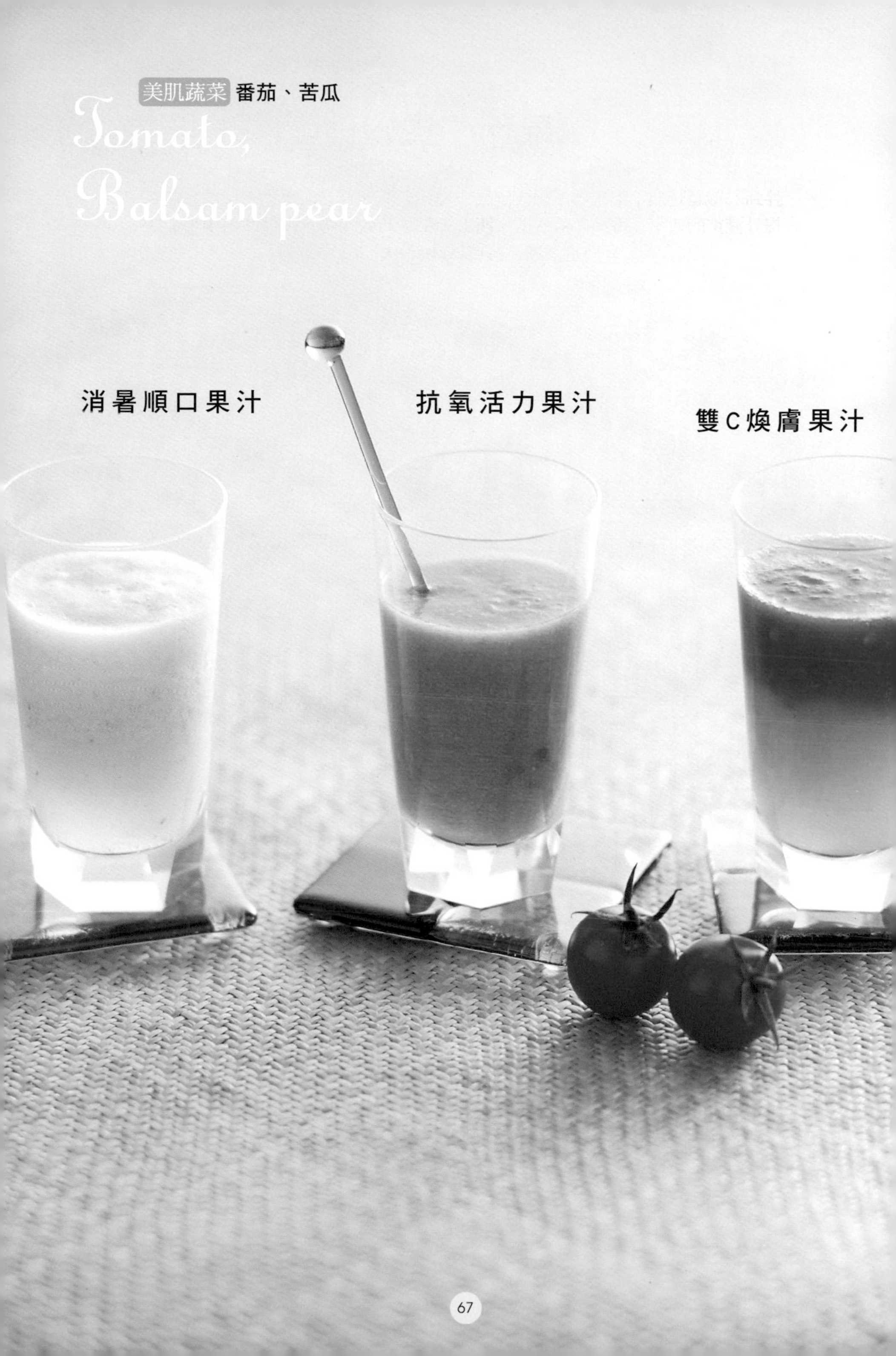

消暑順口果汁

抗氧活力果汁

雙C煥膚果汁

★雙C煥膚果汁

可以品嚐到番茄與柳橙雙重風味的果汁。番茄的茄紅素有抗氧化效果，可以抗衰老。

材料

番茄……1個（100g）
柳橙……1個（果汁100ml）
鹽……少許

作法

1 使用磨泥器將番茄果肉磨泥。柳橙橫向對切，使用榨汁機榨汁。
2 柳橙汁倒入杯子，沿著杯緣使用筷子慢慢倒入番茄泥，讓果汁形成雙層視覺感，再加鹽調味。

＊柳橙可用市售百分百純柳橙汁代替。

★抗氧活力果汁

番茄＆芝麻都有抗氧化效果。加了營養豐富的芝麻，讓果汁香氣更迷人。中暑時或疲累時，建議喝這道果汁。

材料

番茄……1個（100g）
紅肉葡萄柚……1／2個（果汁100ml）
磨好的白芝麻粉……1小匙
鹽……少許

作法

1 番茄去蒂，切成一口大小。葡萄柚使用榨汁機榨汁。
2 將1食材和芝麻粉放進調理機，攪拌成液狀，再加鹽調味。

＊葡萄柚可用市售百分百純葡萄柚汁代替。

★消暑順口果汁

雖然有點苦，卻相當順口好喝！富含酵素的鳳梨和健康蔬菜苦瓜可以補充營養，預防中暑。

材料

苦瓜……30g
鳳梨……100g
水……50ml

作法

1 苦瓜直向對切，使用湯匙除籽和蒂，切成一口大小。鳳梨去皮，切成一口大小。
2 所有食材放進調理機，攪拌成液狀。

★太陽果汁

擁有杏桃風味的濃醇番茄汁。杏乾富含蛋白質、維生素A、C、E，不飽合脂肪酸等，能潤腸護胃，美容效果佳。

材料

番茄……1個（100g）
杏桃乾……4個
水……50ml
薑泥……1／3小匙

作法

1 番茄去蒂，切成一口大小。杏乾切成碎片。
2 將1食材和水放進調理機，攪拌成濃稠液狀。倒在杯子裡，再依個人口味加入薑泥。

＊可用薑泥代替。薑的辛辣味更能突顯甜味。

★甜醇消腫果汁

番茄的甜醇口味與草莓最對味。像在喝草莓汁，相當清爽可口。番茄的鉀成分可以改善水腫問題。

材料

小番茄……8個（120g）
草莓……6個（90g）
水……50ml
蜂蜜……少許

作法

1 小番茄和草莓去蒂，切成一口大小。
2 所有食材攪拌成液狀。再依個人口味加蜂蜜調味。

減肥前，做好「消暑準備」是上策！

補充必需的營養，讓身體循環變好。

point 1

注意「營養補充」

夏天因為熱，加上食慾不振，大量流汗後身體的必需營養素也跟著排出，所以才會中暑。

為了抵抗夏天的酷熱，應該積極攝取富含鉀，利於排水的瓜科植物、富含維生素的南國水果、以及加了醋，能夠消除疲勞的鮮榨果汁。在容易讓人暴瘦的夏天，維持健康最重要。

point 2

抵擋艷陽的「紫外線對策」

夏季當季食材所含的茄紅素或多酚等成分具有抗氧化作用，可以抵擋紫外線對肌膚的傷害。這些成分稱之為「植化素」，乃是植物為了預防紫外線傷害，而自行形成的色素成分。比方說辣椒含有紅色系植化素的辣椒素成分，芒果的β胡蘿蔔素就是橙色植化素成分，香蕉的類黃酮就是黃色植化素成分。在紫外線強烈的夏天，應該多攝取抗氧化能力強的食材。

夏天是暴瘦的季節

夏天日照強烈，氣溫升高，氣候相當悶熱。這樣的環境最容易讓人感到無力或倦怠，胃口也會變差。夏天中暑的原因在於流汗時連身體的鉀離子也跟著流失，導致體內鉀離子不足，便中暑了。

夏天絕對要補充足夠水分，攝取富含鉀成分的哈蜜瓜、西瓜等夏季當令食材，改善身體的不適感。夏日防曬對策就是積極攝取抗氧化能力強的芒果或番茄。

快瘦果汁の推薦食材

蔬菜

番茄、紅辣椒、苦瓜、毛豆、玉米

水果

芒果、木瓜、西瓜、哈蜜瓜、桃子

芒果、西瓜

Mango, Watermelon

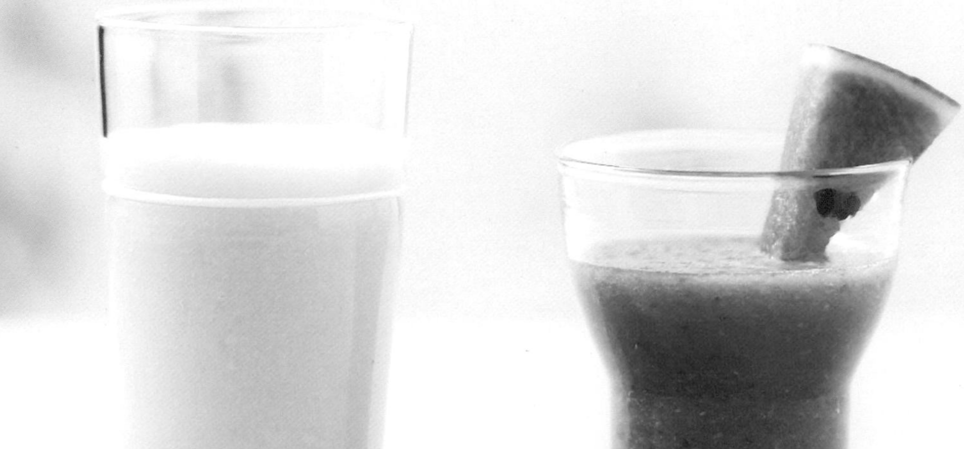

維他命精力湯　　營養活力果汁

抗氧化水果 桃子、木瓜、哈蜜瓜、

Peach, Papaya, Melon,

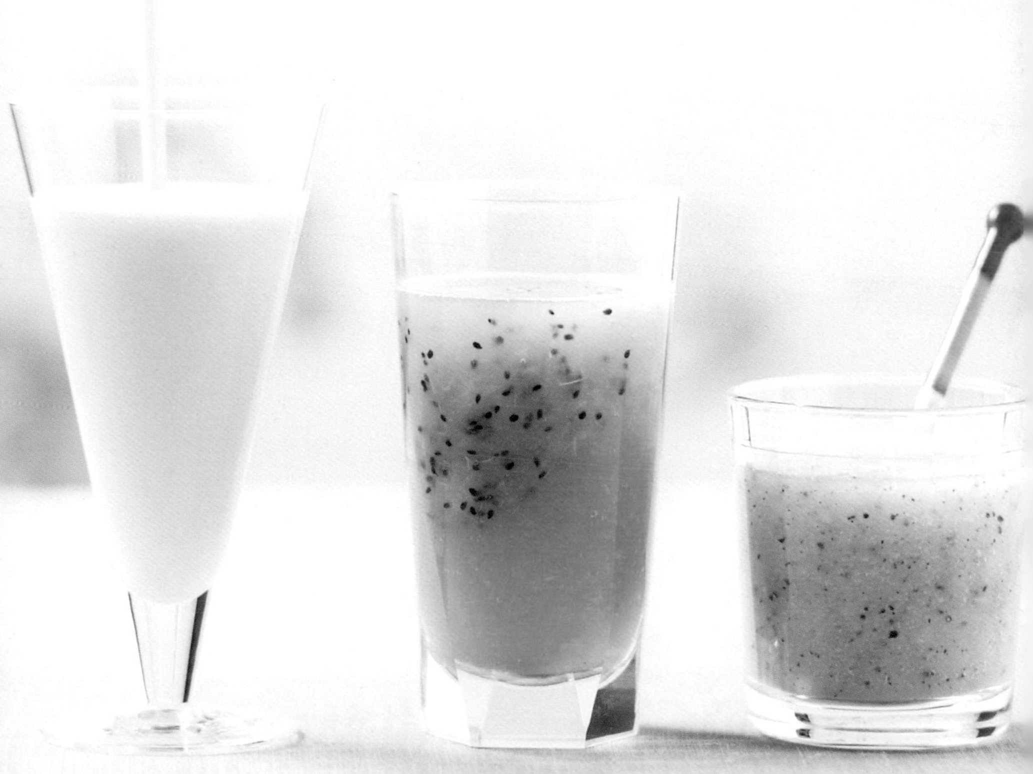

白桃早安果汁　　甜酸三重奏　　綠活力果汁

★綠活力果汁

讓夏天暑氣全消的果汁！哈蜜瓜的鉀成分有利尿效果，可以預防水腫。

材料

奇異果……1個（60g）
哈蜜瓜……1／8個（80g）
水……30ml
萊姆汁（或檸檬汁）……少許

作法

1 奇異果橫向對切，使用湯匙挖果肉。哈蜜瓜去籽，使用湯匙挖果肉。
2 所有食材放進調理機，打攪成果汁即完成。

＊剩下的哈蜜瓜可以冷凍保存，做成哈密瓜冰沙。

★甜酸三重奏

這是一道富含酵素的果汁。會讓人聯想到南國度假勝地。保證心情好，腸道也乾淨又健康！

材料

奇異果……1個（60g）
鳳梨……60g
木瓜……60g
水……60ml

作法

1 奇異果去皮，使用磨泥器磨泥。
2 鳳梨、木瓜去皮，切成一口大小，和水一起放進調理機，均勻攪拌成液狀。

＊所有食材都是相同分量。

★白桃早安果汁

桃子的纖維質與優格可以淨化腸道。酸酸甜甜的口味讓人更有活力。

材料

白桃……1／2個（100g）
優格（原味）……50ml
柳橙……1／2個（果汁50ml）

作法

1 白桃去皮，切成一口大小。柳橙使用榨汁機榨汁。
2 所有食材放進調理機，攪拌成濃稠液狀。

＊將所有食材放進塑膠袋，用手揉成泥狀亦可。
＊柳橙可用市售百分百純柳橙汁代替。

★營養活力果汁

西瓜富含維生素、礦物質等營養素。夏天太熱，沒有食慾時，就喝這道果汁吧！

材料

西瓜……100g
草莓……3個（45g）
萊姆汁或檸檬汁……少許

作法

1 使用湯匙挖出西瓜果肉，去籽。草莓去蒂，切成一口大小。
2 所有食材放進調理機，稍微攪拌成液狀即可。

★維他命精力湯

這是一道口味相當甜醇的熱帶水果。芒果和鳳梨有強力的抗紫外線效果！

材料

芒果……1個（100g）
鳳梨……30g
柳橙……1／2個（果汁50ml）
薑末……少許

作法

1 芒果、鳳梨去皮，將果肉切成一口大小。柳橙使用榨汁機榨汁。
2 將1食材放進調理機，攪拌成液狀。倒在杯子裡，再依個人喜好加入薑末。

＊薑末可用市售的薑泥代替。

食材小常識

★桃子

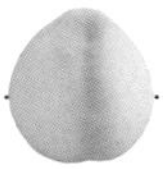

■營養成分
鉀、食物纖維、菸鹼酸
■挑選方法
選擇整個表面有細毛覆蓋，香味很濃，桃色夠深，凹點左右對稱，周邊不是綠色的個體。
■保存方法
未成熟的話，常溫保存催熟。溫度太冷的話，甜味會變差。
■契合食材
柳橙、優格、豆漿、萊姆、薑

★鳳梨

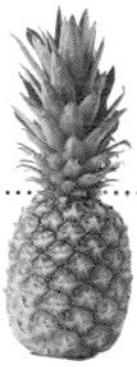

■營養成分
維生素B1・B2・C、檸檬酸
■挑選方法
選擇散發出濃郁甜香，果皮帶紅色，葉子或表面有光澤，底部大且沉重的個體。
■保存方法
使用塑膠袋裝著，置於冰箱的蔬果儲藏室可保存3天。倒立保存的話，甜味更濃郁。
■契合食材
芒果、柳橙、優格、薑、黑糖

★芒果

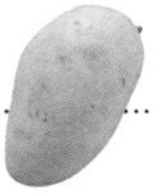

■營養成分
維生素A・C、葉酸、食物纖維
■挑選方法
挑選果皮夠厚，顏色鮮豔的個體。以常溫催熟，等果皮發黏，出現光澤就是可以食用了。
■保存方法
放進塑膠袋，置於冰箱蔬果儲藏室保存。
■契合食材
鳳梨、木瓜、柳橙、豆漿、優格

★哈蜜瓜

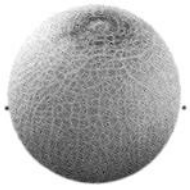

■營養成分
鉀、維生素C
■挑選方法
選擇籐莖細、已枯黃，表面網紋清楚且顏色均勻，拿起來很有重量的個體。飄出濃香，底部變柔軟的話，表示可以食用了。
■保存方法
未成熟的話，以常溫保存。要吃之前放冰箱冷藏更美味。
■契合食材
葡萄柚、優格、檸檬、椰奶

★西瓜

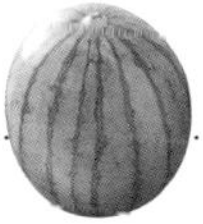

■營養成分
維生素A、鉀、瓜氨酸
■挑選方法
選擇綠色和黑色紋路鮮豔，蒂頭略微內凹、四周隆起的個體。如果是切開的西瓜，切口看起來多汁，西瓜籽很黑，表示已經完全成熟了。
■保存方法
置於通風良好的陰暗場所保存。吃剩的西瓜使用保鮮膜密封，置於冰箱保存。
■契合食材
草莓、葡萄柚、番茄、檸檬、蘆薈

★番茄

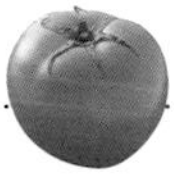

■營養成分
維生素A・C、檸檬酸、茄紅素
■挑選方法
選擇整顆呈圓形，果皮有彈性和光澤感，果蒂隆起呈深綠色，底部有美麗星星紋路的個體。不要挑選有裂傷或筋紋的個體。
■保存方法
未成熟的話，以室溫保存。完全成熟後，冷藏保存。
■契合食材
柳橙、草莓、葡萄柚、蘋果、檸檬

養瘦淨化果汁－為身體排毒修復！

食慾停不下來的時候該怎麼辦呢？你可以運用紅蘿蔔、南瓜、蘋果、無花果等食材榨汁，不但能增加飽足感，還能修復疲倦的腸道，改善排便問題，讓你「吃了就能馬上排泄」。代謝迅速提升，自然培養出易瘦體質！

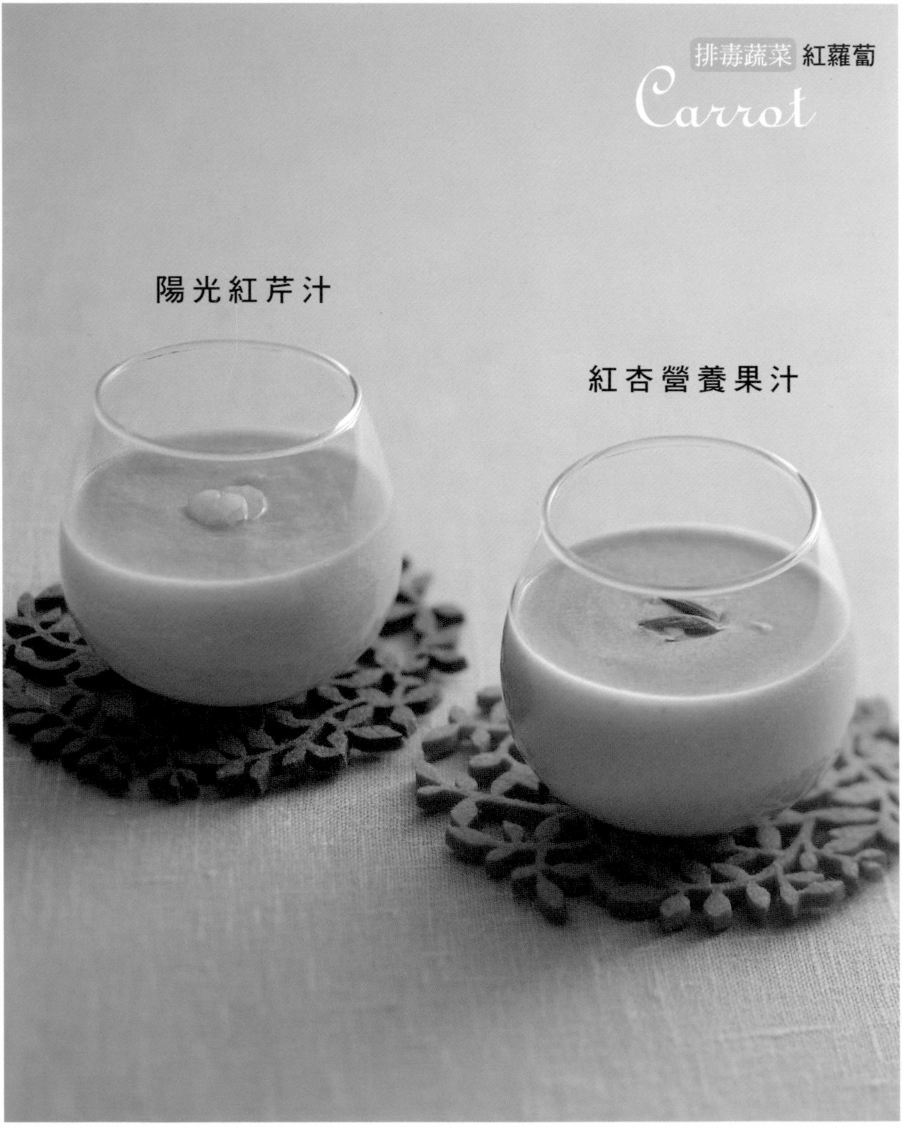
排毒蔬菜 紅蘿蔔
Carrot
陽光紅芹汁
紅杏營養果汁

養瘦蔬菜 紅蘿蔔

Carrot

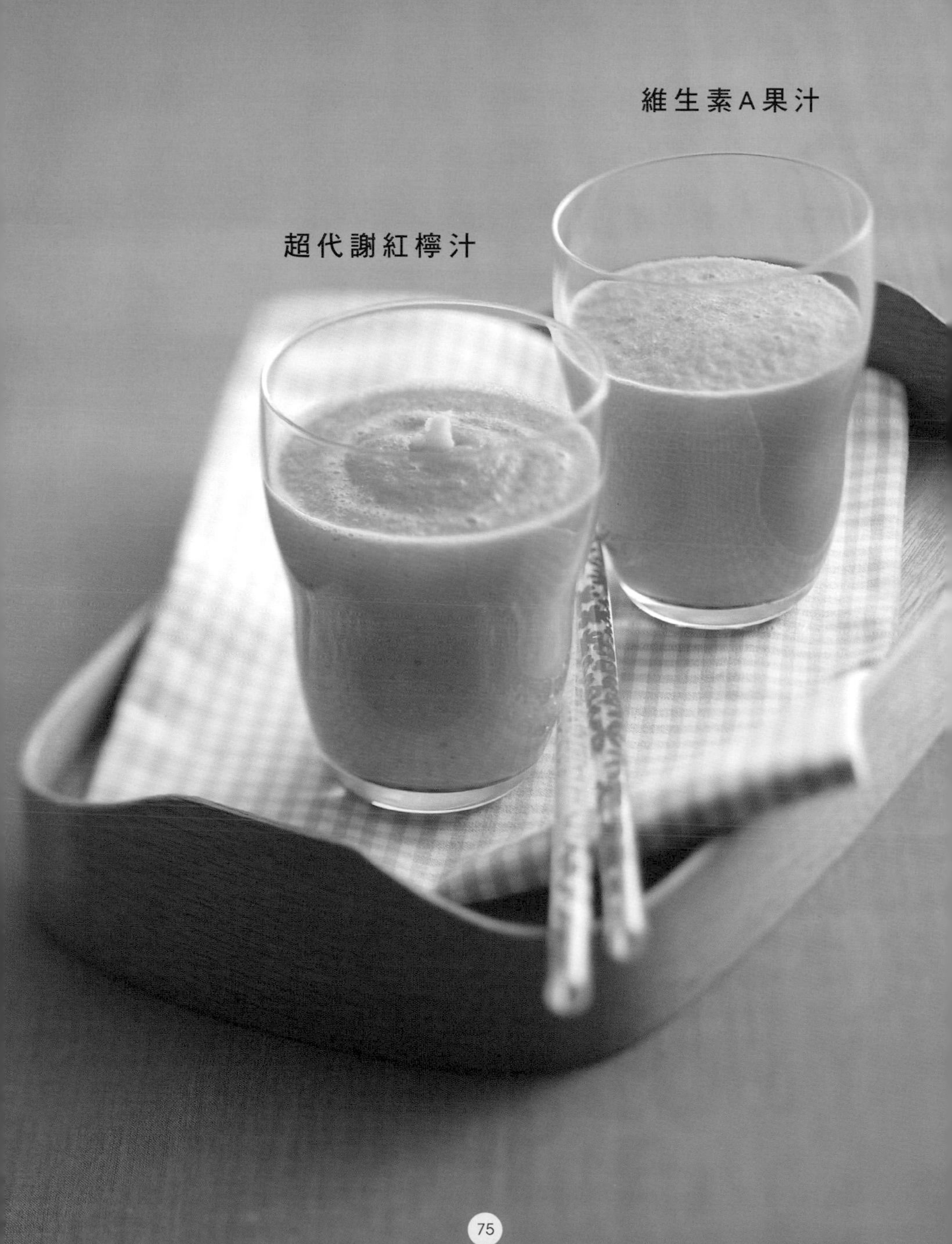

★維生素A果汁

這道果汁擁有豐富的β胡蘿蔔素！可以說是一道美膚滋潤的果汁。杏乾富含維生素E，可以抑制過氧化脂肪的形成。

材料

紅蘿蔔……小的1／3根（30g）
紅肉葡萄柚……12／個（100g）
杏乾……2個
檸檬汁……少許

作法

1 紅蘿蔔去皮，葡萄柚去皮和薄皮，全部切成一口大小。
2 所有食材放進調理機，攪拌成均勻液狀。

＊葡萄柚可用市售的百分百純葡萄柚汁代替。

★超代謝紅檸汁

每天早上喝一杯，真的有益健康！可以讓身體的代謝變好，舒緩減肥期間的不適感，帶給身體滿滿活力。

材料

紅蘿蔔……小1根（100g）
蘋果……1／2個（100g）
水……100ml
薑末……1／2片（5g）
檸檬汁……少許

作法

1 紅蘿蔔、蘋果去皮，全部切成一口大小。
2 薑以外的食材全部放進調理機，攪拌成液狀。

＊建議使用富士蘋果。
＊薑末可用市售薑泥代替。

★紅杏營養果汁

這道散發出濃濃杏仁香味的紅蘿蔔汁營養豐富。杏仁具有抑制血糖快速上升的效用。

材料

紅蘿蔔…小1根（100g）
烤杏仁……8顆
水……150ml
檸檬汁……少許

作法

1 紅蘿蔔去皮，切成一口大小。
2 所有食材放進調理機，攪拌成均勻的液狀。

＊覺得不夠甜時，可加1小匙蜂蜜。
＊當然也可以使用生杏仁，但會有臭味，最好使用平底鍋煎炒一下。

★陽光紅芹汁

加了芹菜的紅蘿蔔汁能喚醒埋藏於身體底層的活力。芹菜香氣讓心靈有種溫馨的感覺。

材料

紅蘿蔔……小的1／2根（50g）
芹菜……1／5根（30g）
鳳梨……50g
水……50ml
檸檬汁……少許

作法

1 紅蘿蔔、鳳梨去皮，全部切成一口大小。芹菜也切成一口大小。
2 所有食材放進調理機，充分打攪成果汁即可。

＊鳳梨可用市售切好的鳳梨片代替。

養瘦淨化の攻略術

腸內淨化，預防快老發胖！

攝取大量食物纖維，修復調適疲倦的腸道。

point 1

食物纖維多多的「腸美人」

食物纖維可讓腸內益菌變多，改善腸內環境。食物纖維可分為溶於水的水溶性食物纖維，以及不溶於水的非水溶性食物纖維。

前者可以抑制血糖快速上升與脂肪的吸收，讓中性脂肪變少。後者會吸收水分，讓排便量變多，改善便秘問題。積極攝取富含食物纖維的食材，淨化腸道，讓自己成為標準的腸美人。

point 2

富含維生素的「乾性肌保養」

肌膚乾燥時該怎麼辦呢？保濕對策就是攝取能強化皮膚或黏膜的維生素A、促進膠原蛋白形成的維生素C、滋潤肌膚的維生素E。

尤其是富含維生素A的紅蘿蔔或柿子，富含維生素C的蘋果或地瓜、富含維生素E的南瓜等當季食材更該積極攝取。如此一來就能預防肌膚變乾燥，還能提升肌膚原有的保水能力。

食慾旺盛時，更要注意腸道淨化

秋天早晨的空氣相當溫煦澄淨，紅楓覆蓋整個山頭，乃是最佳的賞楓季節。身體在夏天所承受的疲倦感已經消除，所以變得很有食慾。

秋季有收穫之秋的稱呼，正是菇類、根菜類、薯類、栗子、南瓜、蘋果、梨、柿等各種食材的豐收期，而且食材相當鮮甜美味。這些食材富含活化腸功能的纖維質，積極攝取可以改善脂肪胖的問題。而且這些食材具有高保濕效果，對於預防秋季肌膚乾燥很有幫助。

養瘦果汁の推薦食材

蔬菜

紅蘿蔔、南瓜、栗子、地瓜

水果

蘋果、葡萄、梨子、柿子、無花果

麝香葡萄、柿子

Muscat, Persimmon

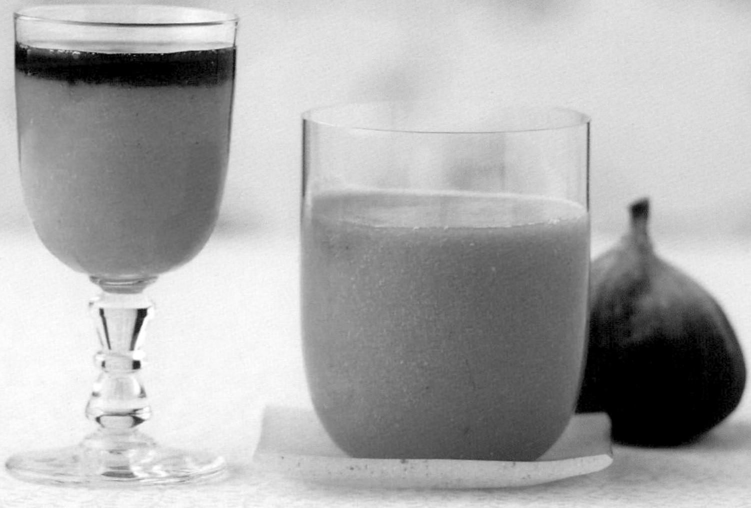

黑醋柿子汁　　　薔薇淨化果汁

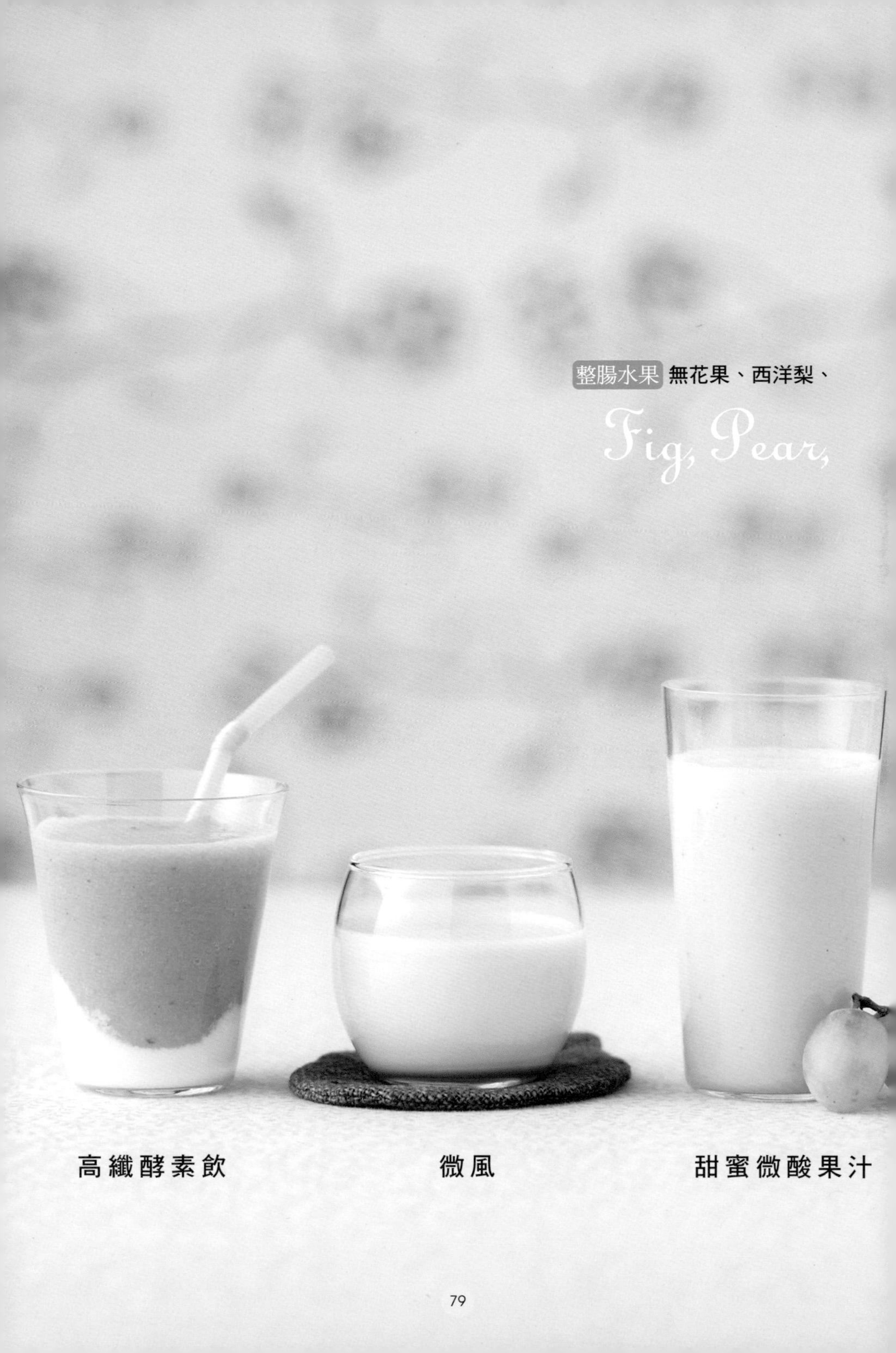

整腸水果 無花果、西洋梨、

Fig, Pear,

高纖酵素飲　　微風　　甜蜜微酸果汁

★甜蜜微酸果汁

這是一道有著濃醇鳳梨香的麝香葡萄果汁。鳳梨酵素能促進消化。葡萄的糖分可補充體力。

材料

麝香葡萄……8顆（80g）
鳳梨……60g
水……100ml

作法

1 麝香葡萄連皮直向對切，去籽。鳳梨去皮，切成一口大小。
2 所有食材放進調理機，攪拌成液狀。

＊鳳梨可用市售切好的鳳梨片代替。

★微風

口感滑順的西洋梨果汁。非常鮮嫩多汁，相當潤喉。西洋梨有促進消化、改善便秘、消除疲勞的功用。

材料

西洋梨……1／4個（60g）
優格（原味）……60ml
白肉葡萄柚……1／3個（60g）

作法

1 西洋梨去皮，切成一口大小。葡萄柚去皮和薄皮，取果肉。
2 所有食材放進調理機，攪拌成液狀。

＊所有食材都是相同分量。
＊葡萄柚可用市售的百分百純葡萄柚汁代替。

★高纖酵素飲

喝了會讓人有飄飄欲仙感覺的無花果＆蘋果果汁。口感微甜，很有飽腹感。可以舒緩胃悶、便秘等症狀。

材料

無花果……1個（100g）
蘋果……1／2個（100g）
水……100ml
（原味）優格……1大匙

作法

1 無花果去皮，切成一口大小。蘋果連皮切成一口大小。
2 除了優格，將所有食材放進調理機，攪拌成濃稠的液狀。
3 優格倒進杯中，再倒入2，拌勻飲用。

＊除了優格，所有食材都是相同分量。

★薔薇淨化果汁

所有女人看了都會心動的玫瑰色澤。無花果的蛋白質分解酵素有幫助消化的功能，可活化腸道、促進排便。

材料

無花果……1個（100g）
紅肉葡萄柚……1／2個（100g）

作法

1 無花果去皮，切成一口大小。葡萄柚去皮和薄皮，取果肉。
2 所有食材放進調理機，攪拌成濃稠液狀。

＊將無花果和葡萄柚果肉放進塑膠袋，用手揉壓成汁也可以。

★黑醋柿子汁

黑醋跟柿子是好搭檔。這道果汁有著芳醇濃香，且讓人回味無窮。醋可以提升酵素力，柿子有預防宿醉的效果。

材料

柿子……1個（100g）
水……100ml
黑醋……2小匙

作法

1 柿子去皮、去籽，切成一口大小。
2 將1和水放進調理機，打攪成濃稠液狀。
3 將2倒入杯中，加黑醋，攪拌均勻後飲用。

＊使用熟柿榨汁，口感更濃郁。
＊可用薑汁取代黑醋，更能突顯甜味。

食 材 小 常 識

★葡萄

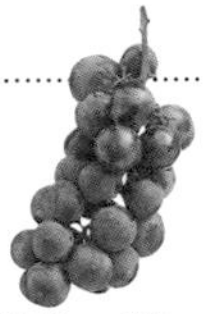

■營養成分
糖分、鉀、多酚（花青素）
■挑選方法
選擇藤看起來多汁、果實有彈性，整個有白粉覆蓋的個體。愈靠近藤的果實愈甜。
■保存方法
放進塑膠袋，置冰箱蔬果儲藏室保存，可保存2～3天。
■契合食材
哈蜜瓜、油菜、優格、豆漿、檸檬、薄荷

★柿子

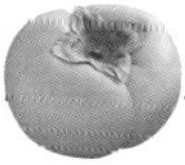

■營養成分
維生素A．C、鉀、丹寧酸
■挑選方法
選擇果皮有光澤、顏色均勻呈紅色、拿起來有重量、蒂形美、果實有彈性的個體。
■保存方法
使用濕的廚房紙巾將蒂弄濕，再放冰箱保存。
■契合食材
蘋果、橘子、梨、優格、柚子

★蘋果

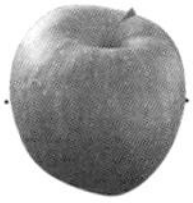

■營養成分
鉀、食物纖維、多酚
■挑選方法
選擇果皮色澤深、有彈性和光澤，拿起來有重量，輕敲敲打時聲音澄澈的個體。一旦成熟果皮會變紅色，有糖蜜產生，甜度更高。
■保存方法
置於通風陰暗處保存，或是裝進塑膠袋，置於冰箱蔬果儲藏室保存。
■契合食材
葡萄柚、紅蘿蔔、豆漿、優格、肉桂

★西洋梨

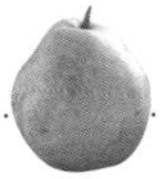

■營養成分
食物纖維、鉀、山梨醇
■挑選方法
選擇果皮表面有光澤感，無傷痕，有褐色斑點的個體。果梗周圍變軟的話，表示可以食用了。
■保存方法
未成熟時，放進紙袋裡，擺在溫度20度C左右的場所催熟。
■契合食材
鳳梨、柳橙、優格、豆漿、可可亞

★無花果

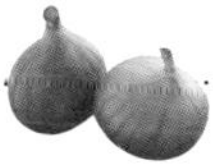

■營養成分
鉀、食物纖維、檸檬酸
■挑選方法
選擇果皮有彈性，沒有傷痕，大且飽滿的個體。顏色呈胭脂色，底部裂開的話，表示完全熟了。
■保存方法
放進塑膠袋，置於冰箱的蔬果儲藏室保存。無花果不能保存太久，最好盡早食用。
■契合食材
葡萄柚、麝香葡萄、蘋果、西洋梨、優格

★紅蘿蔔

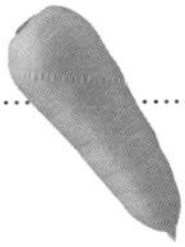

■營養成分
維生素A、鈣、鉀
■挑選方法
選擇顏色鮮豔濃郁、有結實感、沒有裂痕的個體。通常體積大的個體多半是中空。皮的營養成分更高。
■保存方法
置於通風良好處常溫保存。與蘋果、地瓜擺在一起，容易讓苦味排出。
■契合食材
蘋果、鳳梨、番茄、香蕉、豆漿

活力代謝果汁－身體暖和，肥肚OUT！

體溫如果過低，代表血液循環差，脂肪更容易屯積，尤其是經常久坐的上班族群，肚子及大腿脂肪更不易燃燒，因此運用可暖和身體的白蘿蔔或蕪青等根菜類、富含防感冒的維生素C的橘子或金桔等榨果汁。不僅可以讓代謝變好，還能改善畏冷症或身體不適症狀，減肥效果更卓越。

代謝蔬菜 蕪青、白菜、油菜

Turnip, Chinese cabbage, Komatsuna

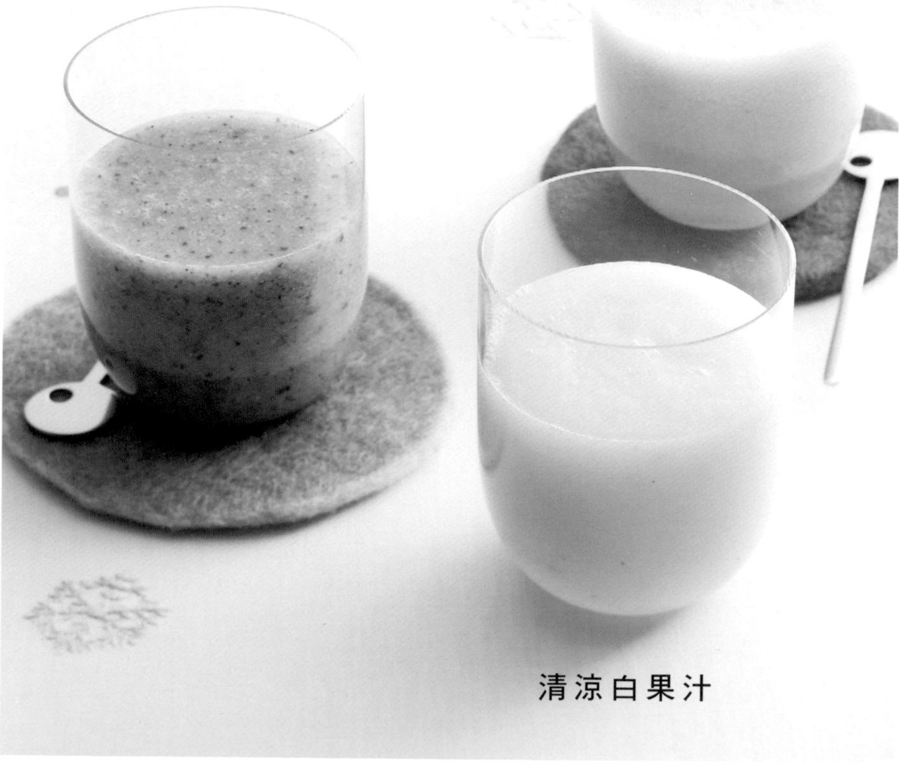

白菜柳橙汁

綠沙瓦

清涼白果汁

暖身蔬菜 白蘿蔔

Japanese radish

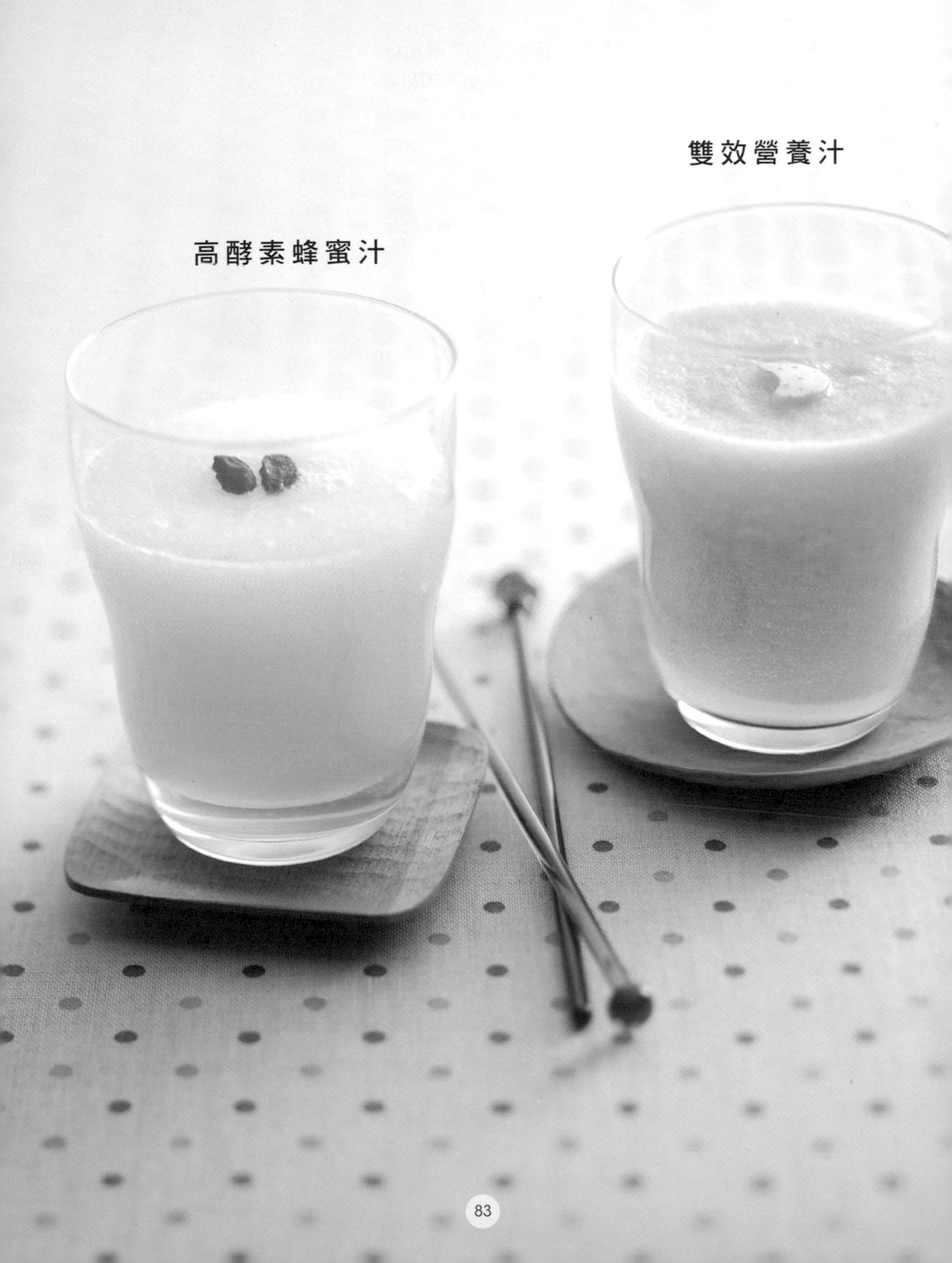

★雙效營養汁

蘋果風味濃郁的白蘿蔔汁。蘋果可以消除白蘿蔔的苦味。這道果汁有補充營養與促進消化的雙重效果。

材料

白蘿蔔……60g
青蘋果……1/4個（60g）
水……50ml
檸檬汁……1小匙
蜂蜜……1小匙

作法

1 白蘿蔔、青蘋果去皮，切成一口大小。
2 所有食材放進調理機，均勻攪拌即可。

＊青蘋果可用紅蘋果代替。

★高酵素蜂蜜汁

這道果汁可以舒緩因氣候寒冷或乾燥引發的喉嚨痛症狀。白蘿蔔富含酵素，可預防消化不良。

材料

白蘿蔔……100g
水……100ml
蜂蜜……1小匙

作法

1 白蘿蔔去皮，切成一口大小。
2 所有食材放進調理機，攪拌成液狀即完成。

＊果汁放置時間太久的話，白蘿蔔會有苦味，請盡早飲用。

★白菜柳橙汁

這是一道充滿柳橙風味的微甜白菜汁。白菜的鉀成分有利尿作用，維生素C可預防感冒。

材料

白菜……40g
柳橙……1.5個（果汁50ml）

作法

1 白菜切成一口大小。柳橙橫向對切，使用榨汁機榨汁。
2 所有食材放進調理機，打攪成果汁即完成。

＊柳橙可用市售百分百純柳橙汁代替。

★清涼白果汁

蕪青富含消化酵素，也有提升免疫力的效果。梨子可以舒緩喉嚨痛，緩和感冒初期症狀。

材料

蕪青……50g
梨子……1／2個（100g）
水……50ml

作法

1 蕪青和梨子去皮，切成一口大小。
2 所有食材放進調理機，攪拌成液狀。

＊可用蘋果取代梨。酸甜口感更濃郁，也更好喝。

★綠沙瓦

油菜＆奇異果的搭配組合，略帶苦味的酸甜果汁很適合成人飲用。富含維生素和礦物質。

材料

油菜……1株（20g）
奇異果……1.5個（80g）
白肉葡萄柚……1／4個（50ml）

作法

1 油菜切成一口大小。奇異果橫向對切，使用湯匙挖果肉。葡萄柚使用榨汁機榨汁。
2 所有食材放進調理機，攪拌成液狀，中途加奇異果，再稍微攪拌一下即可。

＊奇異果的籽有苦味，因此不要攪拌過度。
＊葡萄柚可用市售的百分百純葡萄柚汁代替。

促進燃脂效率の攻略術

溫暖身體，提升代謝&抵抗力

多多攝取富含糖分的根菜類，能改善怕冷的問題。

point 1

利用溫性食材「改善懼冷症」

寒冷嚴冬除了容易手腳冰冷，內臟器官也在受寒。當腸道一受寒，吸收營養的能力會變差，代謝也變差，於是脂肪燃燒率下降。

如果腸內殘留未消化完畢的食物，體內就會屯積毒素，導致長痧子或便秘。這時候應該積極攝取富含澱粉等糖分、具有溫暖身體的白蘿蔔等根菜類。想要促進燃脂效率，做好禦寒對策很重要。

point 2

利用維生素C「預防感冒」

如果想預防感冒，應該攝取可以提升身體抵抗力的維生素A或可以提高免疫力的維生素C。

橘子、金桔等水果富含上述維生素，有絕佳的預防感冒效果。此外，白蘿蔔或油菜等，富含強效殺菌成分，可以提升身體的抗病毒能力。總之，健康最重要。有了健康就能擁有美麗。

增強抵抗力，搞定頑固的脂肪！

冬天日照變弱，北方吹起，落葉滿地，山邊也會積雪。冷風的寒氣導致血液循環變差，正是容易感冒的時節。這段時期「讓身體暖和」是第一要務。

盛產食材有甘甜的白蘿蔔和蕪青、柑橘類的橘子或柚子等。這些冬季當令食材可以溫暖受寒風侵襲的身體，提高身體的抵抗力。你要積極攝取這些食材，養成早睡早起的習慣。尤其要培養優質睡眠，預防懼冷症。

代謝果汁の推薦食材

蔬菜

綠花椰菜、白蘿蔔、白菜、蕪青、油菜、水菜、茼蒿

水果

橘子、金桔、柚子、萊姆、檸檬

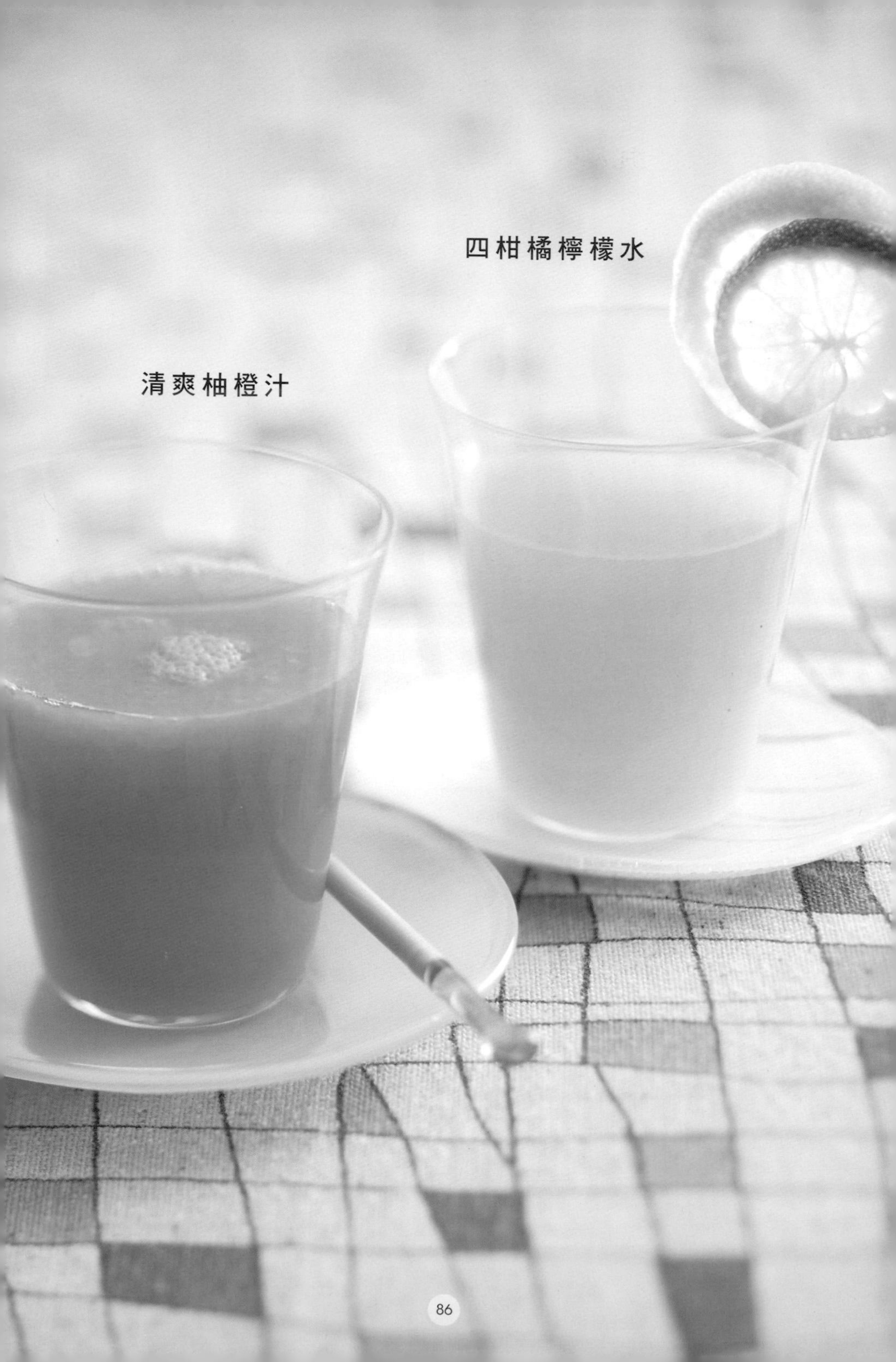
四柑橘檸檬水
清爽柚橙汁

Mikan, Yuzu

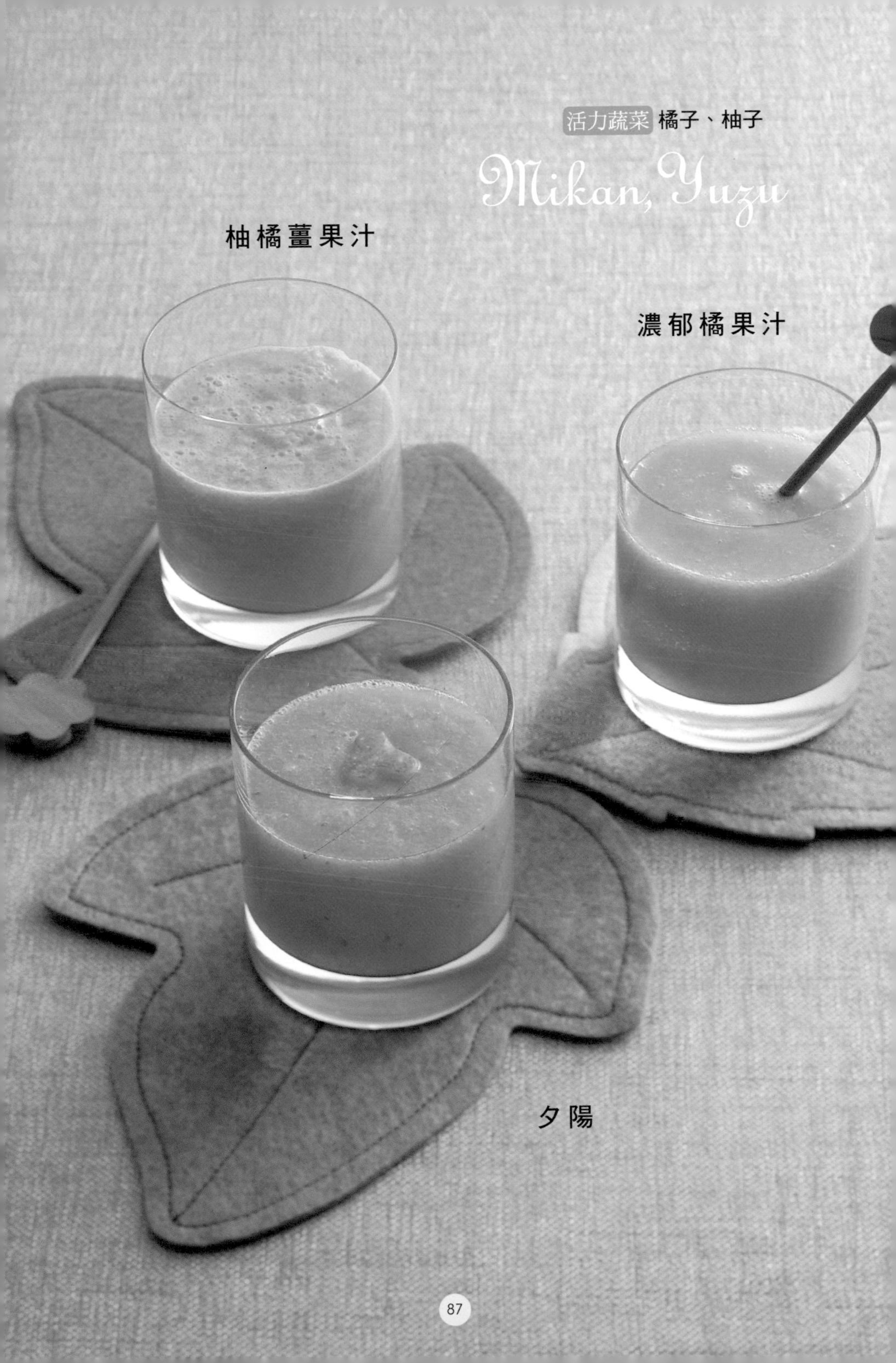

柚橘薑果汁

濃郁橘果汁

夕陽

★濃醇柑橘汁

這道果汁的特色在於濃稠的地瓜口感。地瓜的食物纖維很有飽腹感，最適合飢腸轆轆的早上飲用。

材料

橘子……2個（150g）
地瓜……50g
水……30～50ml
肉桂……少許

作法

1 地瓜去皮，切成一口大小。擺放於耐熱容器，保鮮膜包住，以微波爐（500瓦）加熱1分40秒，讓地瓜變軟。橘子去皮，分房取果肉。
2 將1和水放進調理機，攪拌成濃稠液狀。
3 將2倒杯裡，依個人口味加入肉桂。

＊使用調理機攪拌時，可視濃稠度調整水量。

★柚橘薑果汁

辛辣的薑味很特別。柚子的柔和香氣有增進食欲的效果。覺得沒有體力和食欲時，就喝這道果汁。

材料

柚子……1／4個
橘子……2個（150g）
水……50ml
薑泥……1/3小匙

作法

1 橘子去皮，剝成一瓣一瓣，去籽。
2 將1和水放進調理機，均勻打成果汁。
3 將2倒杯裡，擠柚子汁，加入薑泥即完成。

★夕陽

這是一道甘甜香濃的橘子汁。橘子的檸檬酸可以消除疲勞。加黑糖讓口感更滑順。

材料

橘子……2個（150g）
蘋果……1／4個（50g）
檸檬汁……少許
黑糖……少許

作法

1 橘子去皮，剝片。蘋果連皮切成一口大小。
2 所有食材放進調理機，攪拌成濃稠液狀。

★四柑橘檸檬水

這是一道富含維生素C的美容果汁，對於冬季乾燥氣候有絕佳保濕效果。香醇柑橘類組合的果汁，保證美味到讓你驚豔。

材料

柚子……1個（果汁30ml）
白肉葡萄柚……1／2個（果汁100ml）
檸檬（薄片）……1片
萊姆（薄片）……1片
水……50ml
蜂蜜……2小匙

作法

1 柚子橫向對切，與葡萄柚分別用榨汁機榨汁。
2 將1和水倒在杯子裡，加蜂蜜攪拌。再加檸檬片和萊姆片，等香味散出再飲用。

★清爽柚橙汁

濃醇香味與酸味讓人心曠神怡。柳橙與柚子的維生素C成分讓你一早充滿活力。

材料

柚子……1個（果汁30ml）
柳橙……1個（果汁100ml）
蜂蜜……1～2小匙

作法

1 柚子、柳橙橫向對切，各自使用榨汁機榨汁。
2 將1倒杯子，加蜂蜜，拌勻飲用。

食材小常識

★橘子（溫州橘）

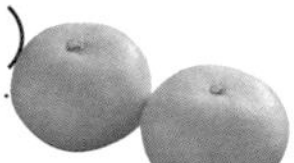

■營養成分

維生素C、β胡蘿蔔素、食物纖維

■挑選方法

選擇果皮柔軟有光澤，顏色勻稱鮮豔的個體。個頭不大的反而糖分高。通常橘子名稱會因產地或栽培方法而有所不同。

■保存方法

置於通風良好的陰暗場所保存。

■契合食材

蘋果、葡萄柚、柚子、肉桂、薑

★白蘿蔔

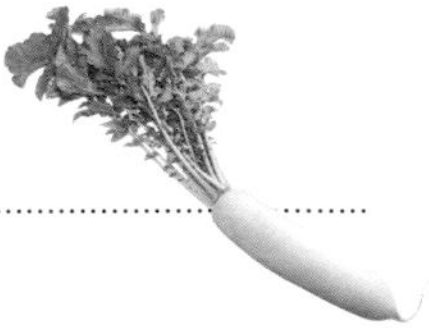

■營養成分

鈣、鉀、維生素C

■挑選方法

選擇根部紮實，白色有重量的個體。葉子要挺立，顏色最好是深綠色。不要選擇葉子根部已變色的個體。整體而論，愈上面愈甜，下面會有點苦。

■保存方法

將葉子切掉，保鮮膜包著，置於冰箱直立保存。

■契合食材

蘋果、梨、橘子、鳳梨、柿子、檸檬

★油菜

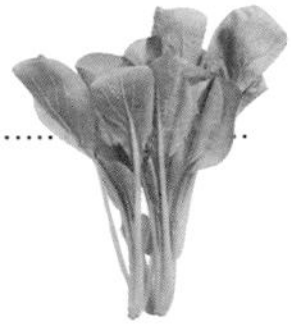

■營養成分

鈣、鐵、維生素A・C

■挑選方法

選擇葉子是肉厚的深綠色，莖部粗又短且有彈性，感覺鮮嫩多汁的個體。葉子變黃色表示新鮮度打折扣。

■保存方法

用微濕的報紙包菜，於冰箱直立保存。保存期約為2～3天。可冷凍保存。

■契合食材

蘋果、葡萄柚、哈蜜瓜、柳橙、米醋

★柚子

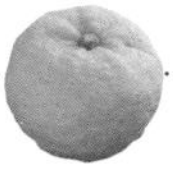

■營養成分

維生素C、檸檬酸

■挑選方法

選擇色澤勻稱鮮豔，有重量感的個體。柚子的香氣成分存在於果皮的油胞層內。

＊正確擠汁方法＝四指弓圓抓著外皮，朝杯子擠汁。

■保存方法

置於通風良好的陰暗場所保存。

■契合食材

柳橙、葡萄柚、蘋果、檸檬

★蕪青

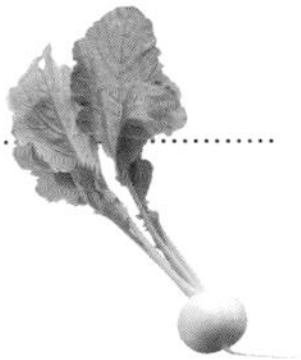

■營養成分

鈣、鐵、維生素C

■挑選方法

選擇根形呈圓形，有彈性，鬚根短呈白色，葉子色澤鮮綠且攤開的個體。

■保存方法

將根與葉分開，裝進塑膠袋，放冰箱保存。

■契合食材

葡萄柚、梨、蘋果、柳橙、檸檬

★白菜

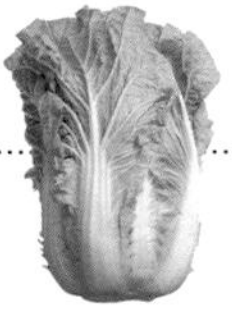

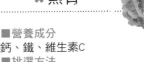

■營養成分

維生素C、鉀

■挑選方法

選擇外葉顏色深綠，葉子蜷曲，很有重量的個體。切口呈白色表示新鮮。

■保存方法

用報紙包覆，置於陰暗場所直立保存。

■契合食材

葡萄柚、柳橙、檸檬、橘子

減肥的好幫手！

喝了會變「瘦體質」的果汁！

接下來介紹的蔬果汁，除了能延伸出更多不同風味之外，對於瘦身及健康功效更大有幫助，養成每天早上喝這些蔬果汁的習慣，就能更快速培養出「易瘦體質」。

1 利用甜椒 燃燒脂肪

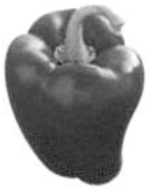

紅甜椒含有紅辣椒所含的辣椒素成分，是有益減肥的成分。攝取辣椒素成分會刺激交感神經，促進體脂肪燃燒。於是，你會發現身體變溫暖，即可慢慢培養成易瘦體質。

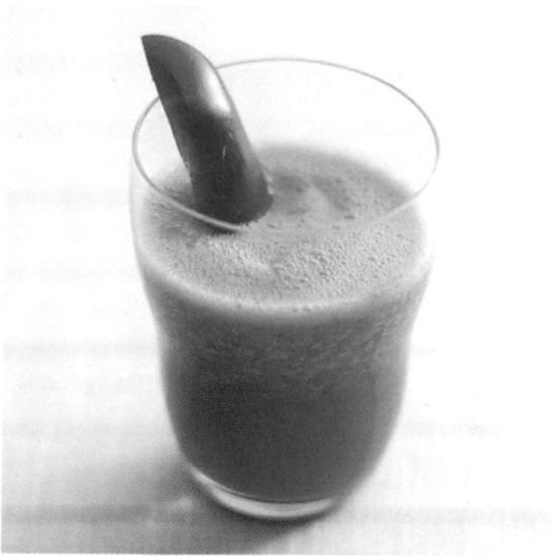

燃脂養瘦飲

紅甜椒和紅蘿蔔的黃綠色蔬菜搭配鮮甜的柳橙。這道果汁能讓身體循環變好，代謝功能提升。

材料

紅甜椒……1／4個（30g）

紅蘿蔔……小1／3根（30g）

柳橙……1個（果汁100ml）

作法

1 紅甜椒去蒂和籽，紅蘿蔔去皮，全部切成一口大小。柳橙橫向對切，使用榨汁機榨汁。

2 所有食材放進調理機，攪拌成液狀即完成。

＊柳橙可用市售百分百純柳橙汁代替。

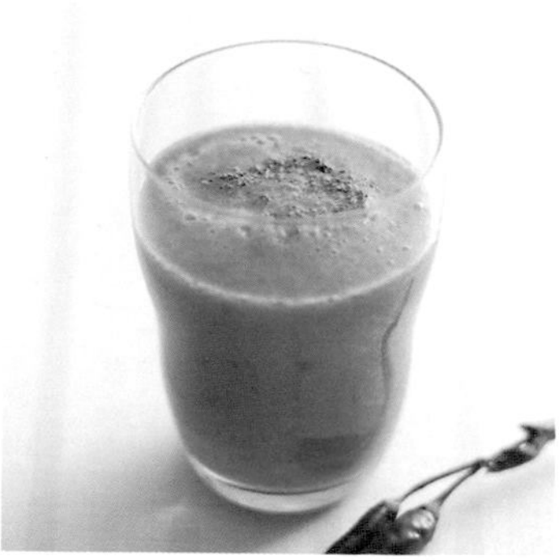

雙紅果汁

利用紅甜椒和紅辣椒的雙重效果提升代謝功能，促進脂肪燃燒。少許的辣椒素會讓你的身體暖呼呼。

材料

紅甜椒……1／8個（15g）

番茄……1個（100g）

芹菜……1／4根（30g）

鹽……少許

紅辣椒切片、黑胡椒……各少許

作法

1 紅甜椒去蒂和籽，番茄去蒂，全部切成一口大小。

2 將1食材放進調理機，攪拌成液狀，加鹽調味。

3 將2倒杯裡，加紅辣椒、胡椒。

＊紅辣椒適量即可。如果太辣而出汗，反而會讓身體受寒。

2 利用綠花椰菜 排除毒素

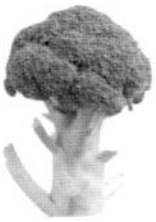

綠花椰菜富含的食物纖維成分，有排除腸內毒素或老舊廢物的功能，擁有絕佳的解毒能力。還富含維生素B2，可以降低膽固醇，促進脂肪代謝。

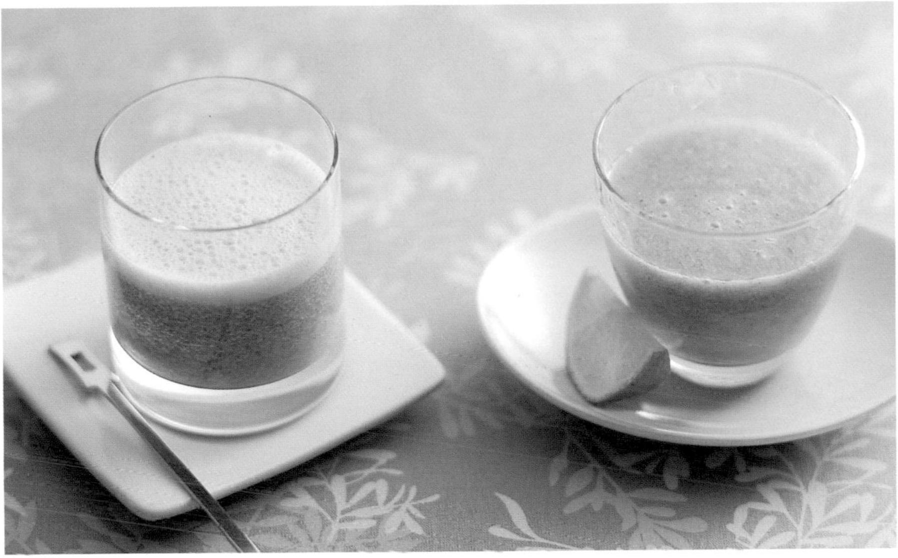

體內淨化果汁

這道果汁能將你體內多餘的膽固醇或中性脂肪排出體味，幫你髒污的腸道來個大掃除！柳橙香氣讓心情舒暢。

材料

綠花椰菜……3個（30g）
柳橙……1個（100ml）
檸檬汁……少許

作法

1 綠花椰菜切成一口大小。柳橙橫向對切，使用榨汁機榨汁。
2 所有食材放進調理機，均勻打攪拌成液狀即可。

＊柳橙可用市售百分百純柳橙汁代替。

抗氧化綠果汁

綠花椰菜的抗氧化成分具有優秀的抗氧化作用，美容效果絕佳。豐富的食物纖維能促進排毒。

材料

綠花椰菜……3朵（30g）
蘋果……1／2個（100g）
水……100ml
萊姆（或檸檬）……1／8個

作法

1 蘋果去皮與花椰菜切成塊狀。
2 萊姆以外的食材打成果汁。
3 將2倒進杯裡，擠萊姆汁。

＊加了萊姆可以消除綠花椰菜的菜腥味。如果還是覺得有味道，可以將綠花椰菜水煮後再榨汁。不過，為了能攝取到食物纖維，千萬別使用48度C以上的熱水加熱，否則酵素會流失。

3 利用綠茶 抗氧燃脂

綠茶含有兒茶素，可以促進脂肪燃燒，預防肥胖。還能抑制血液中的中性脂肪或壞膽固醇增加，安定血糖值。兒茶素的抗氧化能力強，以綠茶為原料製成的煎茶、番茶、粗茶也含有兒茶素。

鳳梨消化綠茶

這是一道略帶苦味的酸甜果汁。鳳梨的維生素B1成分能促進糖分分解。

材料

綠茶葉……1／2～1小匙
鳳梨……100g
水……100ml
薄荷葉……2片

作法

1 鳳梨去皮，切成一口大小。
2 所有食材放進調理機，打攪成果汁。再依個人喜好，擺上薄荷葉即完成。

奇異果燃脂綠茶

將綠茶葉磨碎，可充分攝取兒茶素。這是一道促進脂肪燃燒的早餐果汁。

材料

綠茶葉……1／2～1小匙
奇異果……1個（60g）
水……100ml
檸檬汁……少許

作法

1 奇異果橫向對切，使用湯匙挖果肉。
2 所有食材放進調理機，攪拌8秒即可。

4 利用酪梨 清腸解毒

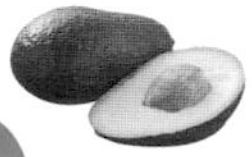

酪梨富含的食物纖維能讓屯積腸內的毒素或老舊廢物排出體外。β-谷甾醇（β-sitosterol）的植物固醇成分可促膽汁酸分泌，抑制膽固醇的吸收，並將不需要的膽固醇排出體外。

香蕉酪梨雪克飲

酪梨的優質脂肪、香蕉的食物纖維、優格的比菲斯益菌都是促進排便的必備條件。這道果汁像餐後甜點，非常美味。

材料

酪梨……1／3個（40g）
冷凍香蕉……1／3根（30g）
優格（原味）……100ml

作法

1 酪梨去皮，切成一口大小。
2 所有食材放進調理機，攪拌成濃稠液狀。

＊也可以使用常溫保存的香蕉。

酪梨蜜豆奶

蜂蜜口味的酪梨豆漿。酪梨所含的維生素B2成分能促進脂肪分解，維生素E可以抗衰老。

材料

酪梨……1／3個（40g）
豆漿（無糖）……150ml
蜂蜜……1～2小匙

作法

1 酪梨去皮，切成一口大小。
2 所有食材放進調理機，攪拌成濃稠液狀。

早餐一杯果汁，能燃燒脂肪，

預防代謝症候群

如果希望體內脂肪燃燒，可以攝取辛辣成分的辣椒素。**辣椒素能刺激中樞神經，促進腎上腺素分泌，活化脂肪分解酵素的脂肪酶。如此一來便能提升能量代謝功能，促進脂肪燃燒。**

除了紅辣椒富含辣椒素成分，紅甜椒也含有辣椒素成分。可是，過量攝取會讓身體受寒，宜多留意。紅甜椒可與所有水果搭配，乃是最佳榨汁食材。

此外，綠茶的兒茶素也有促進脂肪燃燒的效用，可預防代謝症候群。使用調理機將綠茶葉磨碎，製成果汁，可以完全攝取到兒茶素養分。

身體要排毒，

才能完全吸收優質酵素

排毒就是排出體內毒素的方法。當體內有毒素屯積，便會阻礙酵素功能，導致代謝變差，防礙體脂肪燃燒。排放的廢氣、紫外線、二手菸、殘留農藥、食品添加物等日常生活中會進入體內的有害物質全是毒素。其中的水銀、鉛、砒、鎘等的有害礦物質一旦進入體內，排出難度高，導致代謝功能變差。

除了酪梨和綠花椰菜，奇異果、鳳梨、紅豆、黃豆等食材也富含具有排毒功能的食物纖維。將這些食材榨汁飲用，不僅可以排毒，還能有效減少脂肪。

5 利用薑 改善畏冷症

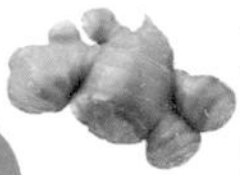

薑與蒜頭、山葵一樣，都屬於辛香類蔬菜。自古以來薑即被視為具有優秀藥效的植物。薑辣素（Gingerol）與薑烯酚（Shogaol）能促進血液循環，活化代謝功能，溫暖身體，改善畏冷症。還有預防感冒、促進脂肪燃燒的效果。

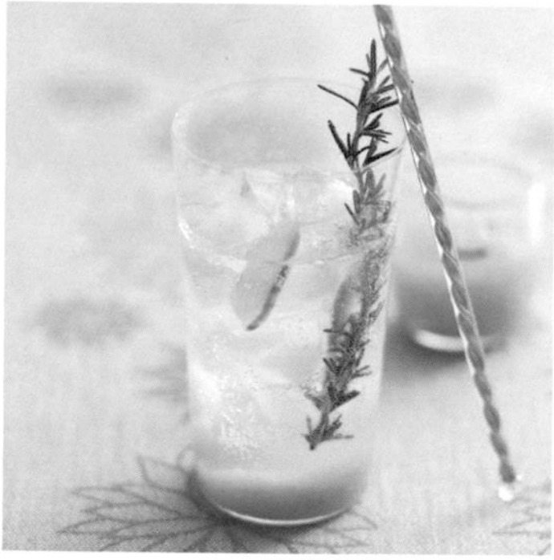

暖薑檸檬水

這是一道口感柔順，散發檸檬香的薑茶。酸味與辛辣味形成巧妙組合。當身體變溫暖了，心情就會舒暢，整個人變得神清氣爽。

材料

蜂蜜醃薑※……2小匙

熱開水……180ml

檸檬（薄片）……1片

作法

1 將檸檬以外的食材放入杯中，均勻攪拌。

2 加入檸檬片後即可飲用。

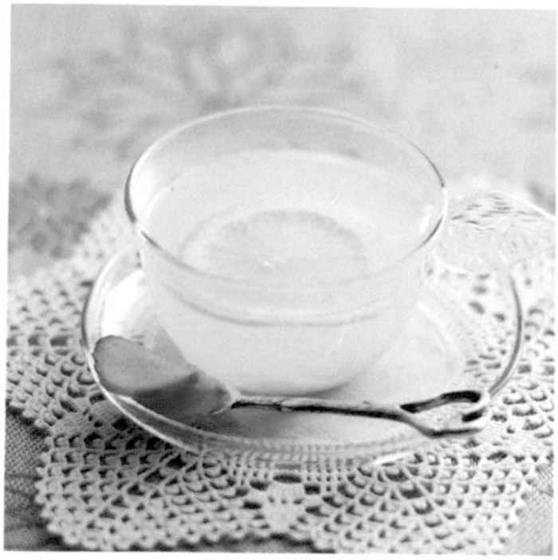

雪莉酒風味果汁

這是一道口感微辣，能充分暖身的飲料！頗有雞尾酒風味。迷迭香擁有優秀抗氧化功能，有益健康和美容。

材料

蜂蜜醃薑※……2小匙

檸檬汁……1小匙

碳酸水……適量

迷迭香……1／2根

冰塊……適量

作法

碳酸水以外的食材全部放進杯裡。依個人喜好加冰塊，再加入碳酸水。

＊使用攪拌匙輕壓迷迭香，香氣更濃郁。

※百搭食材《蜂蜜醃薑》作法

材料

薑泥……50g

蜂蜜……50ml

作法

將薑泥放入保存容器中，再加入蜂蜜拌勻，放冰箱冷藏一晚。這就是隨時都能派上用場的萬能醃薑，也是果汁的主要食材。可加紅茶或熱開水、碳酸水稀釋，隨君喜好。想暖和身體的時候，就泡一杯來喝吧！

＊蜂蜜和薑是相同分量。

＊製作分量太多時，可盛裝在煮沸消毒過的密封容器，放冰箱保存，保存期限為7天。

6 利用綠蘆筍

消除水腫

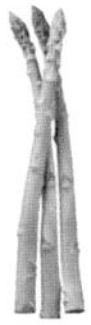

綠蘆筍最迷人之處在於富含「天門冬氨酸」。天門冬氨酸是一種氨基酸，與能量代謝有密切關係，可以活化新陳代謝功能。因而促進全身的代謝功能，改善水腫問題。

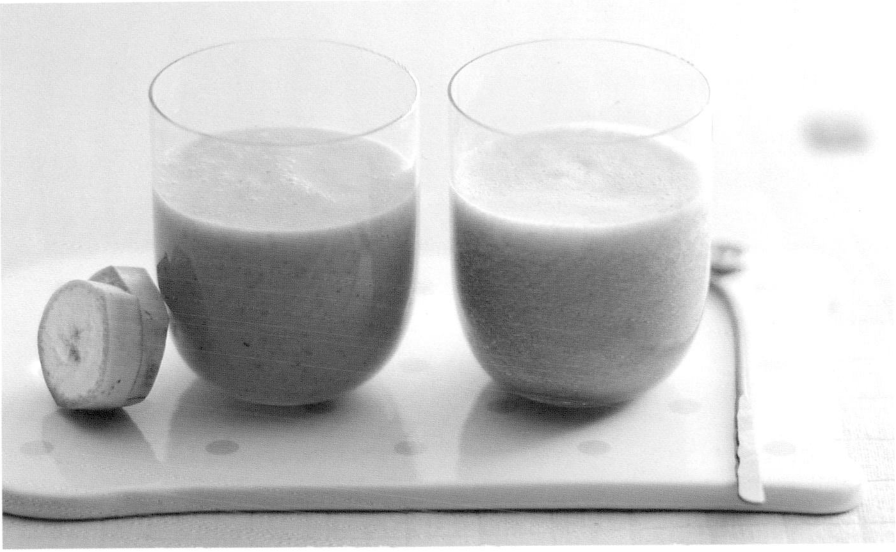

高代謝綠果汁

這是一道酸酸甜甜的濃醇蘆筍汁。覺得水腫時，喝一杯能提升基礎代謝量的蘆筍汁是明智之舉。

材料

綠蘆筍……2根（40g）
香蕉……1／3根（40g）
優格（原味）……30ml
水……50ml

作法

1 綠蘆筍切成一口大小。香蕉去皮，切成一口大小。
2 所有食材放進調理機，攪拌成濃稠液狀。

＊覺得不夠甜時，可以多放些香蕉。
＊喜歡吃蘆筍的人，加3～4根蘆筍也可以。

原野活力汁

前味微苦，後味相當滑順好喝。天門冬氨酸有消除疲勞、增強體力、抗衰老等效果。

材料

綠蘆筍……2根（40g）
白肉葡萄柚……1個（200g）

作法

1 綠蘆筍切成一口大小。葡萄柚去皮和薄皮，切成一口大小。
2 所有食材放進調理機，攪拌成液狀即可。

＊葡萄柚可用市售純葡萄柚汁代替。

7 利用蓮藕 改善畏冷症

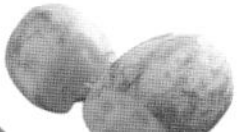

蓮藕屬於根莖類，主要成分是澱粉質，是體內的能量來源，具有優秀的滋養強壯效果，能改善體質讓身體更強健。蓮藕也是熟悉的民俗療法食材，蓮藕汁有止咳效果。

滋補蘋果汁

蓮藕和蘋果都是口感清脆的食材，這是一道美味的滋補果汁。

材料

蓮藕……50g　　水……50ml
蘋果……1／2個（100g）
蜂蜜……1小匙　　薑末……1／2小匙
檸檬汁……少許

作法

1 蓮藕、蘋果去皮，切成一口大小，淋檸檬汁。
2 將1和水放進調理機攪拌，再倒在杯裡，加蜂蜜和薑末，拌勻即可飲用。

＊薑末可用薑泥代替。

補鐵能量飲

蓮藕富含大地能量，暖身效果佳。蓮藕含鐵量高，容易貧血的女性可以多喝。

材料

蓮藕……50g　　鳳梨……50g
冷水……100ml　　檸檬汁……少許

作法

1 蓮藕、鳳梨去皮，切成一口大小，淋上檸檬汁。
2 所有食材放進調理機，攪拌成液狀即可。

＊鳳梨可用市售切好的鳳梨片代替。

8 利用小黃瓜 消除水腫

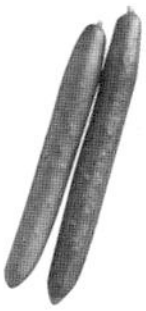

小黃瓜具有將愛吸收水分的鈉排出體外的作用，對於解決水腫問題非常有效。小黃瓜的水分含量超過90%，可以提高身體的水分代謝功能，還有改善宿醉和中暑症狀的功能。

輕甜雙瓜果汁

可促進水分代謝和老舊廢物排出。感覺像在吃水果沙拉，相當爽口。

材料

小黃瓜……1／3根（30g）
哈蜜瓜……100g
水……50ml　　檸檬汁……少許

作法

1 哈蜜瓜去籽，使用湯匙挖果肉。小黃瓜去皮，切成一口大小。
2 所有食材攪拌成液體狀。

＊小黃瓜的酵素會破壞維生素C，加了檸檬汁則有抑制這個破壞功能的效果。

暢快心情

葡萄柚的柔和香味讓人心曠神怡。最適合宿醉的早上飲用。

材料

小黃瓜……1／2根（50g）
白肉葡萄柚……1／2個（100g）
水……50ml
檸檬汁……適量

作法

1 小黃瓜切成一口大小。葡萄柚取皮和薄皮，切成一口大小。
2 所有食材放進調理機，打攪成果汁即完成。

怕冷的人不易變瘦，

脂肪更容易屯積

畏冷症是因為自律神經功能變差、血液循環惡化所引發的症狀。當身體受寒，代謝就會變差，吸收的熱量無法消耗，便轉換為脂肪屯積。

尤其要小心內臟受寒。內臟的適溫為37～38度C，如果溫度降低，腸胃的消化酵素無法正常運作，代謝就會變差。此外，因畏冷症而胃不好的人，腸胃無法充分消化食物，剩下的廢氣會殘留腸壁，阻礙營養吸收，所以不易變瘦。積極攝取薑、蓮藕、白蘿蔔等的暖身溫性食材，可以改善畏冷症。飲用以這些食材為主的鮮果汁，可以補充酵素，讓代謝變好，減肥效果更棒。

早餐果汁的

「消除水腫」效果

水腫是指細胞和細胞之間塞滿多餘水分的狀態。攝取過多鹽分或水分、營養失調、過度疲勞時，體內水量會失衡，結果引發水腫。

想要改善水腫現象，當務之急是均衡調整體內水分。因此，富含利水功能鉀成分的小黃瓜、哈蜜瓜等水果，以及富含維生素B群、C、E、亞鉛、鐵等養分的綠蘆筍是最佳攝取食材。當基礎代謝量提升，整個身體就能被活化，並從根本改善水腫體質。

鉀易溶於水且怕熱，喝新鮮果汁能更有效率地補充營養。

「生鮮食品」富含有益身體的食物酵素成分。基本上，食物酵素的功能是幫助體內食物消化；不過，食品種類不同，所含的營養素便有所差異。在此介紹各種食物酵素的功能。

★ 分解澱粉的酵素「澱粉酶」

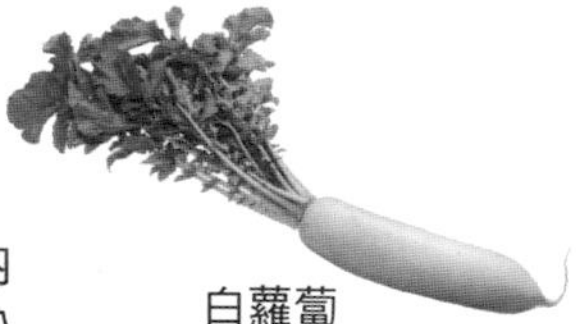
白蘿蔔

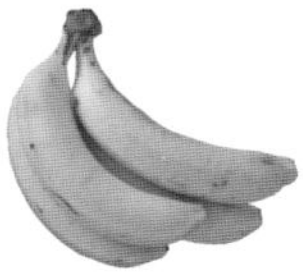
香蕉

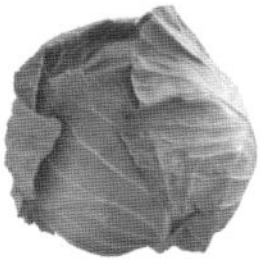
高麗菜

澱粉酶能分解澱粉，乃是製造體內能量來源的糖的酵素。唾液中含有澱粉酶，當我們咀嚼米飯時會覺得愈嚼愈甜。白蘿蔔或香蕉、高麗菜也富含澱粉酶，可以幫助體內的消化酵素，提升腸胃功能。當我們因暴飲暴食而胃不舒服時，澱粉酶可以改善消化不良的問題。

★ 功能多樣化的「蛋白質分解酵素」

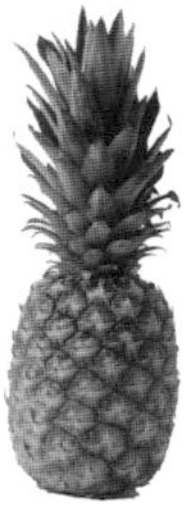
鳳梨

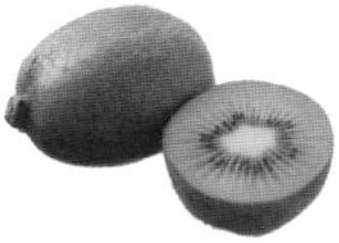
奇異果

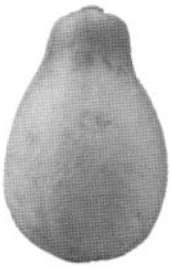
木瓜

「蛋白質分解酵素」就如其名，是分解蛋白質的酵素。功能因種類而異。鳳梨的鳳梨酵素可以讓肉變柔軟，食用時有入口即化的彈牙感覺。奇異果的奇異果酵素有整腸作用，可以促進消化。木瓜的木瓜酵素能促進屯積於肌肉的乳酸分解，阻止體脂肪屯積。

★ 分解脂肪的酵素「脂肪酶」

「脂肪酶」是負責分解脂肪，肌肉能量來源的脂肪酸或甘油的製作酵素。透過食物攝取脂肪酶，可以幫助脂肪分解，減輕腸胃、肝臟、胰臟等器官的負擔。同時還有燃燒內臟脂肪或皮下脂肪的功能，乃是減肥者必備攝取的酵素。味噌納豆、發酵奶油等發酵食品皆含有豐富的脂肪酶。

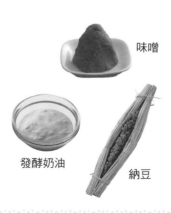

味噌

發酵奶油

納豆

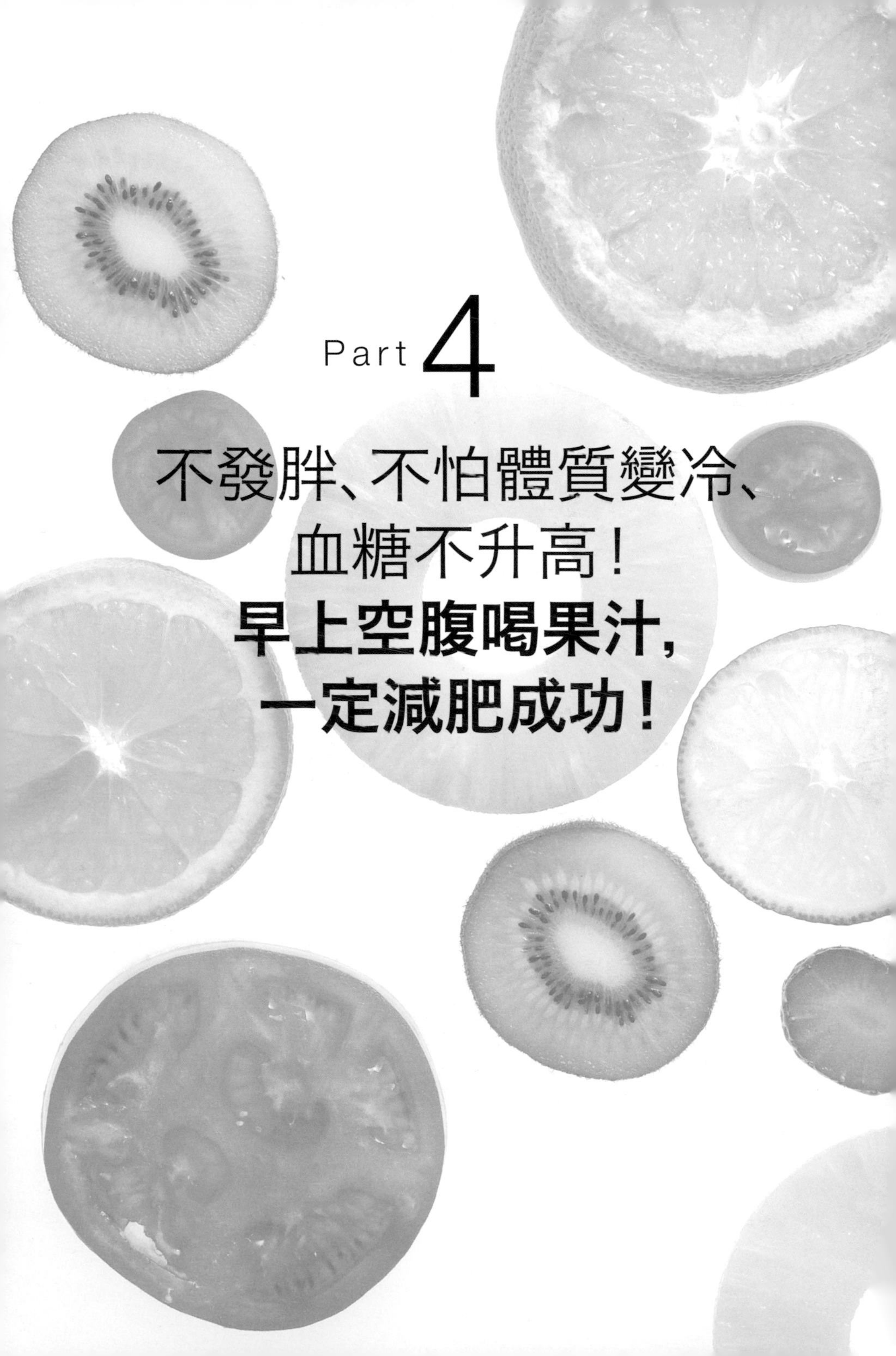

Part 4

不發胖、不怕體質變冷、血糖不升高！

早上空腹喝果汁，一定減肥成功！

Q1 一定要「空腹」喝新鮮果汁，才會有效嗎？

「空腹」是飲用新鮮蔬果汁的最佳時機。

水果在成熟階段所含的食物酵素就能完成消化作業，不會在胃裡停留。可是，若在餐後喝果汁，先前吃進的食物在消化結束之前都會待在胃裡，進而在胃裡發酵，阻礙所有食物的消化作業。這也是導致肥胖的原因。鮮榨蔬果汁千萬不要與其他食物一起食用或餐後飲用。

早餐還想攝取其他食物的話，最好在喝了果汁後的20分～30分。錯開攝取時間，才能讓食物順利消化吸收。水果或蔬菜榨成的果汁請儘量在空腹時喝，可以提高代謝功能，補充足夠能量。

Q2 果汁那麼甜，應該很容易胖吧？

成熟的鳳梨或芒果非常甜，難免有人擔心會變胖。可是，如果是在空腹狀態食用，吃再多水果也不會胖。同樣地，如果是在早上未進食的空腹狀態喝果汁，喝再多也不會胖。

事實上我在試作果汁期間，曾經一天喝下大約15杯，分量達3公升的果汁，但我卻沒有變胖。反而代謝變好了，每隔兩小時就上廁所，排便狀況和身體狀況都變得很好。**有人說「吃水果會胖」，我想可能是因為「飯後吃」的關係。**

Q3 喝新鮮果汁會讓身體變「寒性體質」嗎？

喝了鮮榨果汁後，常會有寒冷的感覺；不過，並不表示整個身體都受寒。我在喝鮮榨果汁的初期，非常在意身體受寒的問題。然而過了幾個月後，可能因為血液循環變好之故，覺得身體變暖和了。

如果你很在意讓身體受寒的問題，**可以在前一晚將食材從冰箱拿出來**，置於室溫下保存。**或是加薑、肉桂、可可亞等可以暖身的辛香料**。抑或使用橘子取代柳橙，多用蘋果榨汁，盡量選擇國產水果，就不怕身體受寒。

Q4 喝果汁會促使「血糖值升高」嗎？

只要在空腹時喝果汁，就算喝再多也不必擔心會得糖尿病或血糖值上升。

水果所含的糖分並不會讓血糖值快速上升。因此，只要不要刺激胰島素分泌，就能安定血糖值，不會讓胰臟有負擔。**因為水果含有代謝糖分所需的成分。**同時水果也富含食物纖維或維生素，尤其是食物纖維能減緩糖分的吸收速度。

另一方面，精製的白砂糖將維生素或礦物質等養分全部去除，它會促使血糖值快速上升，胰島素大量分泌，讓身體有負擔。水果的糖分與甜品所含的白砂糖糖分之性質完全不同，前者是優質能量來源。

Q5 早餐只喝果汁，會有飽腹感嗎？

鮮榨果汁好消化，所以飲用後過了幾小時會覺得肚子餓。這時候可以吃點水果乾或堅果類，或是喝杯溫豆漿、吃顆糖，讓血糖值適度上升。如果忍耐什麼都不吃，反而會有壓力，導致午餐攝取過多。

減肥最重要的是能否持之以恆。當你吃了零食或點心不需要有罪惡感，因為**在正餐間隔時間吃點東西，可以預防攝取下一餐時血糖值快速上升**。不過，若你選擇的是速食零嘴或加了太多砂糖的甜點，那就失去意義。這些食品並未含有身體所需的營養成分，無法讓你有滿足感，只會愈吃愈多。

理想的零食應該是低卡路里，可以緩和血糖值上升速度，又有飽腹感與滿足感的食物。**我特別推薦核桃、杏仁等堅果類或水果乾、地瓜乾、柿餅等**。只是最近這些食物也有的添加了色素或砂糖，購買時務必仔細閱讀原料標示內容。

以前我是早上七點喝果汁，差不多十一點就會肚子餓，我會吃糖果。可是，後來我告訴自己肚子餓了，正是「代謝開始變活潑，燃脂的黃金時間」，就算只喝水也覺得飽。

採取「早餐果汁減肥法」的話，午餐可以隨便吃，你只要想午餐該吃什麼或該到哪間喜歡的餐館解決午餐，就會非常興奮，不就等於把現在肚子餓的事拋到九霄雲外了。

Q6

有感冒徵兆，最好不要喝新鮮果汁？

你是否有過當身體不適時，吃蘋果泥的經驗？身體不舒服的時候，沒有消化負擔的鮮榨蔬果汁是首選食物。**為了恢復體力，必須抑制消化酵素的消耗**，活化代謝酵素。

尤其是覺得疲倦時，喝杯富含維生素或礦物質的鮮榨果汁最棒了。每當我感冒時，**一定用熱開水沖泡蜂蜜和檸檬原汁**，自製「熱的蜂蜜檸檬水」喝。如果是初期症狀，就算沒有仰賴藥物，憑自癒力也能馬上恢復體力。

Q7 攝取的酵素會屯積體內嗎？

酵素無法藉由攝取而屯積體內。沒有用於消化的剩餘酵素會被用於細胞修復等的代謝作用，所以不會屯積體內。因此，如果你為了晚餐吃牛排，午餐吃了許多生菜沙拉想儲存酵素，根本無效。每一餐中如果吃了肉，一定要吃生菜，每一餐都補充足夠的酵素最重要。最理想的情況是**生菜的量必須是肉量的兩倍以上**。

尤其是富含蛋白質分解酵素的鳳梨等蔬果，可以幫助肉類消化，預防胃脹不舒服，請多吃生菜沙拉吧！

Q8 酵素攝取太多，會不會拉肚子？

根本不必擔心酵素攝取過多。反而是攝取了酵素，消化會變好，可以改善腹瀉或便秘等腸道問題，讓身體狀況變好變健康。我在製作果汁食譜時，一整天都喝鮮榨的蔬果汁，卻從未肚子痛。而且排便狀況確實變好，根本忘記我有便秘的問題。

與人類生理功能幾乎相同的黑猩猩等動物只吃生的食物。我們也要以富含酵素的生食食物為主，攝取能提高酵素力的發酵食品或醋醃食物，持續攝取足夠酵素的飲食生活。對生物而言，這麼吃是很自然的事，而且有益健康。

Q9 喝完果汁再馬上吃熱食的話，會影響酵素變質嗎？

喝了鮮榨果汁，再吃熱食的話，酵素並不會受到熱溫度的影響。我們都知道，酵素在48度C以上的溫度加熱兩分鐘就會壞死；不過，一旦吃進肚裡，就不必在意這個問題。只是，**蔬菜一直泡在熱的湯汁裡，會因熱氣讓酵素壞死**。我們的平均泡澡溫度是40～43度C，若是48度C，就是肌膚碰到也會覺得很熱的溫度。

Q10 哪些水果或蔬菜不適合榨汁？

有的蔬菜適合榨汁，有的並不適合。舉例來說，番茄或芹菜等澀味少、水分多的蔬菜適合榨汁；**牛蒡、茄子、菠菜等澀味太強的蔬菜**，或韭菜、蔥、洋蔥等有菜腥味的蔬菜就不適合榨汁。若是水果，基本上每種水果都適合榨汁，請發揮你的創意，自由搭配。

Q11

「市售果汁」可以取代鮮榨的果汁嗎?

市售的蔬果汁完全無法取代鮮榨果汁。這些果汁都經過精製、殺菌處理等加工過程，**新鮮食材所含營養素幾乎都流失了，無法攝取到活的酵素力。**而且許多食品還添加了人工防腐劑或合成色素，根本不健康。

不過，這些市售果汁可以當成紅蘿蔔汁的配角使用。使用市售百分百純柳橙汁或純葡萄柚汁的話，雖然營養價值降低了，卻也可以因此讓你毫無壓力地持續喝果汁減肥生活。每天幫柑橘類水果剝皮、榨汁非常辛苦，如果花費太多時間，反而無法繼續減肥生活。只要能攝取到主要食材的酵素和養分，使用市售純果汁當配角也無妨。**如果你是買果汁攤的果汁喝，務必確認原料。**有的店家會加大量的果糖或人工果汁。

Q12

不適合加入新鮮果汁的食材有哪些?

本書並沒有使用牛奶。理由是攝取過多牛奶等的動物蛋白質會引發各種疾病，對健康沒有太大益處。尤其是許多人體內並沒有可以分解牛奶所含乳糖的酵素，無法分解的乳糖會在腸內發酵，導致肚子痛。此外，**精製白砂糖或人工甘味料不含食物酵素，在消化時又會消耗大量消化酵素，最好避免使用。**如果使用植物性蛋白質的豆漿取代牛奶，蜂蜜取代白砂糖，就可以攝取到身體必需的養分，還能提升鮮榨果汁的效用。

優格也算是一種動物性蛋白質，**但是它含有能活化酵素、整腸的乳酸菌或多寡糖，乃是健康食品。**而且優格與任何水果都非常契合，搭配榨汁的話，可以攝取到維生素或礦物質等營養成分，也會讓果汁更美味。因為有這麼多的優點，鮮榨果汁一定要多加利用這項營養來源食材。

Q13 為何每天早上喝果汁，便秘問題還是無法改善？

對眾多女性而言，便秘是讓她們感到相當無解的困擾之一。有的女性朋友開始早餐喝果汁生活後，便秘治好了，但對也有的人根本無效。

二十五歲前的我因工作必須早出門而錯過排便時間，長期忍耐的結果，就算連續三天便秘也不以為意。經常額頭或臉頰會長痘痘，至今依舊可以看到額頭留下清晰的痘疤。

如果便秘症狀惡化，我常會服用便秘藥。當時沒吃藥就不會排便，不斷吃藥，**然後強制排便的結果，導致藥量愈來愈重**。因為當時我是社會新鮮人，根本沒時間照顧自己的身體，抱持著半放棄的心態將便秘問題交給「藥物」。可是，有段時期身體狀況很糟糕，最終原因就是便秘的關係，「難道妳要一輩子吃藥嗎？」這句話讓我恍然大悟。我決定不再仰賴藥物，立志改善生活習慣。**我只是早睡早起，安排早上的排泄時間，便有了極大的改善。**其實每個人的便秘原因皆不同。在此介紹便秘的主要原因與對策，提供大家參考。

便秘原因❶：飲食內容—何謂「促進排便」的四大元素？

為了每天排便，需要製造糞便的材料。重點是透過飲食攝取「食物纖維」、「水分」、「適當油分」和「酵素」。食物纖維能聚集食物殘渣，形成糞便。**水分讓纖維質膨脹，酵素提高消化力，促進糞便成形。油分讓腸內糞便更順利移動。**尤其油分攝取不足的話，腸道不夠滑順，糞便就無法順利排出。

便秘原因❷：飲食時間—嚴禁深夜進食

深夜進食會導致消化不良，乃是便秘的根本原因。就生理時鐘而言，晚上8點以後是新陳代謝時間，也就是身體的修復時間。**消化食物至少需要3個小時以上，太晚進食會讓消化有負擔，防礙腸內糞便的形成。**

便秘原因❸：壓力─是否睡得飽、睡得好？

如果你已經徹底改善飲食習慣，便秘問題仍未有所改善，最大的原因可能在於「壓力」。面對討厭的人一味忍耐，跟討厭的人相處，或是受到重大打擊，大腸功能會惡化，導致便秘。像我如果一邊睡覺一邊想著不想見面的那個人或生氣的事，翌晨絕對會便秘。**因此我會泡製甘菊茶，裝在保溫杯裡隨身攜帶**，隨時可以喝，對於消除焦慮情緒或壓力很有效。

Q14

「低速運轉」的果汁機，才不會破壞酵素嗎？

所謂低速運轉果汁機是指讓刀片低速轉動，藉此抑制摩擦熱產生，盡量不要破壞怕熱的營養成分。可是，現在也無法認定一般的果汁機或調理機是否會真的破壞酵素。我則是果汁機與調理機併用。我每天喝使用調理機製作的早餐果汁，成功減了20公斤。調理機的優點在於可以將食材完全磨碎成液狀，果皮或果實所富含的食物纖維及營養成分就這樣直接變成了果汁。**比雪克飲更濃稠的果汁很有飽腹感，也有抑制血糖值快速上升的效果，讓人不易發胖。**

至於使用果汁機製作的果汁，優點是口感清爽好喝。可是就算我喝了大量果汁，過了2～3個小時就會肚子餓，只喝這樣的果汁，經常會在上午餓到受不了。還有，每天處理果汁機榨出的蔬果殘渣也是件煩人的事。雖然我所研發，將這些榨汁殘渣當食材的食譜超過30道，不過老是吃相同口感的料理，一定會覺得厭煩，使用果汁機榨汁反而讓自己壓力更大。

像我這種就算胖10公斤也不在乎的人，本來就是怕麻煩的人，如果減肥方法讓人有壓力，就無法持續。**既然是為了減肥喝果汁，那麼我建議使用讓人喝了有飽腹感，而且不費工夫的調理機榨汁。**可是，若是為了改善疾病，不能攝取食物纖維，卻要攝取大量維生素或礦物質的人，還是使用低速運轉的果汁機榨汁比較好。「早餐果汁減肥法」的成功之鑰在於持之以恆。到底哪種工具才能讓你將喝果汁變成每天的習慣，或許還是將目的及個性列入考量才是上策。

Q15 如何挑選「榨汁機」？

關於榨汁機大小，若是兩人份，選擇六百毫升的機種；若是四人份，選擇一千毫升的機種。**剛開始建議選擇體積輕，容易清洗的小型便宜調理機。**若與高價調理機比較，刀片或馬達的功能當然差了點，但是只要先將硬的食材先切成小塊，再放進調理機，一樣可以充分攪拌。

玻璃瓶身的機種太重，使用起來不方便。不過，它也有污垢容易清洗，不易殘留味道的優點。塑膠瓶身設計的機種很輕，使用方便，但是怕熱，不適合用來磨碎要煮湯的熱食材。如果只是榨果汁就沒問題。如果想磨碎冰塊製作冰沙的話，請挑選有這項功能的調理機。很有設計感的機種，也可以變成美麗的家中擺飾。

Q16 如何降低蔬果的農藥風險？

去除農藥的簡單方法就是用水充分沖洗，以及將容易殘留農藥的外皮厚切去除。對於容易殘留農藥的油菜、菠菜等葉菜類，我選擇有機蔬菜，在此將介紹農藥去除方法，希望助你一臂之力。

❶高麗菜、萵苣、白菜等葉子呈蜷曲狀的蔬菜，表面葉片**撕去一～二片**不用。

❷紅蘿蔔、白蘿蔔、蕪青等根菜類要**洗淨泥土**，再削皮。

❸香蕉軸端易有農藥殘留，所以**切去大約一公分**。

❹整顆使用的草莓或連皮榨汁的葡萄使用流水**沖淋五分鐘**，再放進簍子裡輕輕地甩洗五次。

❺蘋果使用流水沖淋，再用**海棉刷洗30秒**。

❻檸檬、葡萄柚等柑橘類水果只使用果肉製作果汁。雖然這類水果的果皮有防腐劑，但不會滲透至果肉。

相較之下，生長速度快的當季蔬果農藥殘留度較低。此外，如果農藥進入體內，只要**多吃抗氧化能力強的蔬菜或水果，據說就能降低農藥的不良影響。**不管是任何食材，只要多花點心思仔細小心挑選，就能吃得更安全，遠離農藥風險。

Part 5

8個黃金關鍵，
讓你遠離初老、瘦更快！
你一定要知道的減肥常識

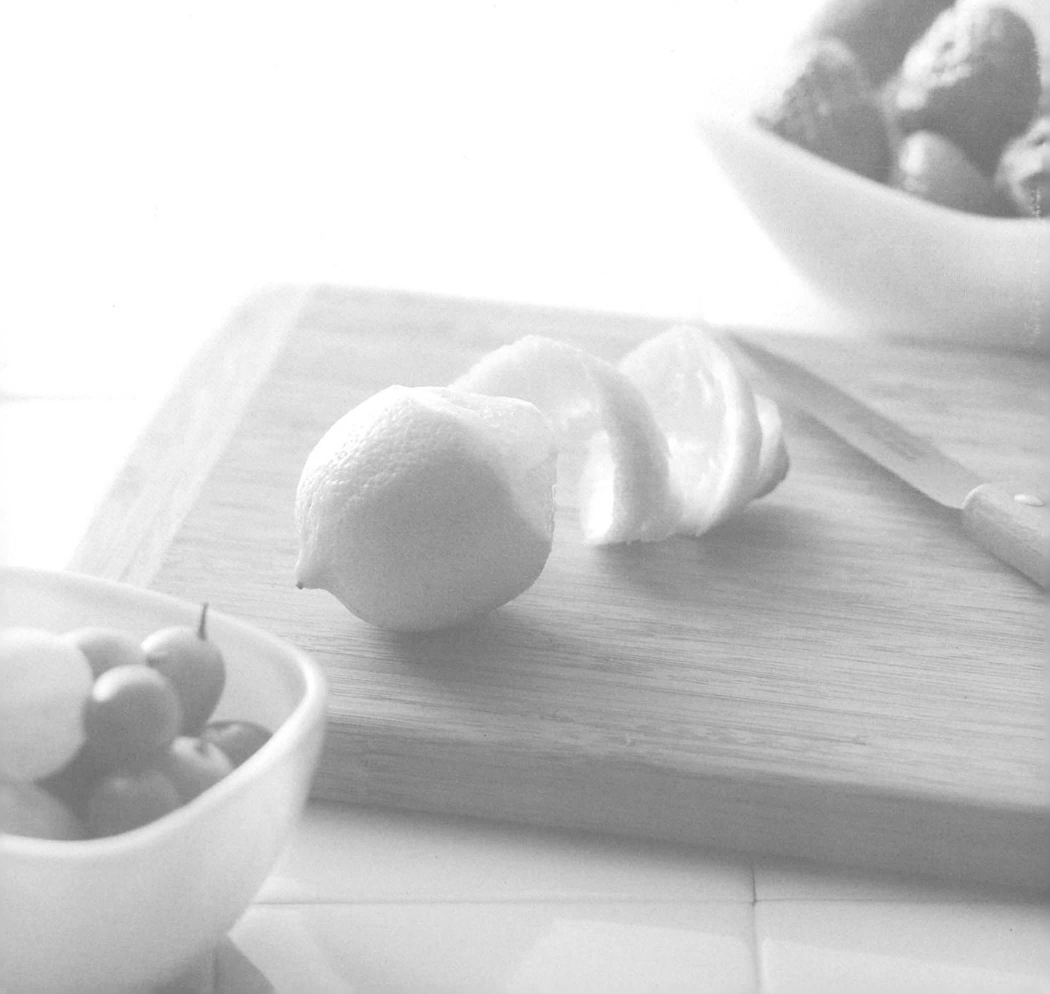

1 三重點，午晚餐不再煩惱怎麼吃，絕對營養均衡！

為了更有效率地瘦身，除了每天早上喝果汁，其他兩餐的飲食內容也很重要。就算你每天乖乖地早餐喝果汁，如果**中餐和晚餐攝取冷凍或罐頭食品等不健康的飲食**，只會污染身體，馬上復胖。為了讓體重數字順利下降，而且不復胖，你務必積極攝取「身體真正需要的食物」。

首先需要留意的是「維生素」、「礦物質」、「酵素」等三種營養成分。透過果汁可以補充這三項營養成分，**如果在晚餐積極攝取果汁的話，絕對會事半功倍**。碳水化合物、蛋白質、脂肪當然是身體必需的重要營養成分，但是對於活在豐饒飽食時代的我們而言，這些營養成分都攝取過多了。透過想吃什麼就吃什麼的午餐就可以補充到這些營養成分。

那麼，什麼樣的飲食生活才能攝取到足夠的維生素、礦物質與酵素呢？我在設計果汁食譜時，都會檢視以下兩項重點。只要遵照這些重點，就可以輕鬆攝取到營養均衡的飲食，同時你的廚藝也會更精湛。

① 配菜中有兩道是「發酵食品」或「生食」

配菜當中選擇兩道是「發酵食品」或「生食食品」。「發酵食品」是指泡菜、味噌、納豆、米糠醬菜、優格等可以活化酵素的食材。「生食」是指生菜沙拉、生魚片、生蛋等富含食物酵素，不會讓腸胃有消化負擔的食品。忙碌的時候只要準備納豆和生蛋就夠了。

②「豆麻發菜魚菇薯海黏」，記住菜單的關鍵字準沒錯！

日本傳統飲食非常符合營養均衡概念，有句話叫「豆麻發菜魚菇薯」，就是在形容日本傳統均衡飲食的菜色。**我則是再加了「海黏」兩個字，變成「豆麻發菜魚菇薯海黏」**。這九個字就是指可以均衡攝取到維生素、礦物質和酵素的食品群。「豆」指**大豆製品**（大豆加工製品），「麻」指**芝麻**（芝麻等的堅果類），「發」指**發酵食品**（味噌、泡菜、納豆等），「菜」指**蔬菜**，「魚」就是**魚貝類**，「菇」指**菇類**，「薯」指**薯類**（芋頭、馬鈴薯等），「海」指**海帶芽**（海藻類），「黏」指**黏性食品**（山葵、紫菜等）。

如果以此關鍵字來設計菜單，❶煎魚就是「魚」。❷滷芋頭和黃豆就是「薯」（芋頭）和「豆」（黃豆）。❸秀珍菇海帶芽味噌湯就是「菇」和「黏」（秀珍菇是菇類又有黏性）、「海」（海帶芽）。「發」（味噌是發酵食品）。然後再來一道生菜沙拉（「菜」），糙米飯淋芝麻（「麻」），九個關鍵字全部到位，相當完美。

在我還沒有想出這兩項原則前，每天都為了設計菜單絞盡腦汁。不過，自從記住這兩項原則後，再忙也不覺得購買食材或做菜是件苦差事。生的食品或發酵食品可以直接吃，**泡菜或納豆拌小黃瓜等食材，就是一道美味佳餚**。完全不需費功夫，而且營養均衡，又能培養易瘦體質。這是值得持續一生的優良飲食習慣。

2 午餐這樣吃能「提升減肥效果」，瘦得更快！

減肥期間的午餐內容該如何安排呢？雖然「早餐果汁減肥法」認為午餐可以吃喜歡的食物，如果能選擇有益健康的食物，可以讓減肥效果更加倍。我是在不讓自己有壓力的狀況下，**避免選擇富含高脂奶油或鮮奶油、白砂糖、品質來源不明的油類**、動物性脂肪的菜色。

舉中菜為例，我不會選麻婆茄子或天津燴飯，我會選擇蒸的點心類或加了許多蔬菜的八寶菜。麻婆茄子的茄子或天津燴飯軟綿綿的蛋都含了許多油，所以避而遠之。若是義大利料理，**我不會選擇奶油口味的義大利麵**，而選擇番茄口味義大利麵。像奶油培根義大利麵這類口味的麵食，美味關鍵在於鮮奶油或奶油、培根等的動物性脂肪食材。

基本上「和食」是比較安全的食物，但是最好避免天婦羅或壽喜燒、口味太重的滷菜。壽喜燒或甜味較重的滷菜常會加了許多砂糖，反而不健康。至於餐後甜點，油炸的甜甜圈或馬卡龍、加了許多奶油和砂糖的小蛋糕或馬芬、裹了許多奶油的餡餅或派等，最好敬而遠之。

不過對大部份人來說，甜點是心靈的放鬆劑，建議少量攝取即可，或是規定自己一星期吃兩次，**當作犒賞自己滿心喜悅地享受美食，對於減肥也有幫助**。剛開始或許多少都會覺得有壓力，但是只要持續一點一滴實踐有益身體健康的原則，精神也會獲得安定，每天的生活更加快樂充實。

3 解毒食材大公開，快速排毒果汁

如果希望擁有代謝佳的健康身體，關鍵就是「別讓毒素屯積體內」。在本書的第3單元，我介紹了許多具有排毒效果的果汁，在此將介紹果汁以外的排毒食材活用法。將2～3種喜愛的食材搭配組合，烹調美味的排毒餐。

★將「毒素緊緊夾住」，排出體外的好食材：洋蔥、韭菜、蔥、細香蔥、菠菜

洋蔥或菠菜所含的槲皮素及硫化物，會像蟹腳那樣夾緊毒素，結合在一起再排出體外。尤其是有強烈香氣或苦澀味的葉菜類是海鮮煎餅或韭菜炒豬肝等韓國菜或中菜的最佳食材。**洋蔥或蔥、細香蔥（蝦夷蔥）等蔥類是沙拉或拌菜的最佳食材，可以多多攝取。**

★「高解毒力」的食材：番茄、堅果類、烏賊、小魚乾、肝臟

「硒」是使人類長壽的重要元素之一。這些食材所含的硒成分會與水銀、砒、鎘等有害礦物質結合，提高解毒力。**番茄可以榨汁喝。堅果類就隨身攜帶當零食吃。小魚乾可以醋醃或使用酸梅燉滷。**加了薑的魚丸味噌湯不會有臭味，非常好吃。

★「纏著毒素不放」的健康食材：酪梨、大豆、毛豆、昆布、蒟蒻

這些食材的食物纖維會纏著毒素，隨著排泄一起排擠出體外。酪梨或大豆（豆漿）可以榨汁喝。毛豆用鹽水煮，昆布或蒟蒻則是關東煮或滷菜的最佳食材。

4 「五色蔬果」營養滿分

如果想瘦得美麗，均衡攝取多樣食材是基本原則。我在減肥初期，每天都會測量食材的分量，計算卡路里與食材種類。不過，每天這麼做會讓人覺得煩，到最後甚至討厭下廚做菜。

我到處研究各種蔬果的色彩效果知識，現在我懂得如何以食材顏色來判斷營養價值。**尤其是紅、黃、綠、黑、白。這五個顏色各自擁有身體所需的營養素**，相同顏色的食材所含的營養素皆相同。只要將這五個顏色融入料理中，就能輕鬆達到營養均衡的目的。

當所有的菜端上桌，發現少了綠色，**那就切點蔥花或來道燙菠菜。發現沒有白色，那就撒點白芝麻或來一盤白蘿蔔沙拉**。雖然這是個概略方法，卻可以讓你輕輕鬆鬆檢測每餐的飲食是否營養均衡。因為每天都要下廚做菜，輕鬆最重要，如果又能兼顧美觀，做起菜來會更快樂。

- **紅色（抗氧化作用）**…番茄或紅甜椒、西瓜、紅辣椒、紅酒等。
- **黃色（維生素A）**…南瓜、紅蘿蔔、芒果、柿子、杏、橘子等。
- **綠色（維生素、礦物質）**…油菜、茼蒿、韭菜、青蔥、荷蘭豆、芹菜、青紫蘇等。
- **黑色、紫色（食物纖維、鈣）**…海帶芽、昆布等海藻類、菇類、黑芝麻、黑豆等。
- **白色（鉀）**…白菜、白蘿蔔、蕪青、梨子、香蕉、白芝麻等。

5 多色彩食材讓你遠離「初老一族」

色澤鮮豔的蔬菜或水果具有優秀的抗氧化作用。具有抗氧化作用的物質多數存在於肝臟裡。在二十幾歲時分泌量達到最高峰，然後會隨著年齡增長而數量漸次減少，到了四十幾歲時只剩下高峰期的一半。現代社會壓力大，**加上大量使用食品添加物，導致體內活性氧變多**。為了讓自己瘦得漂亮，務必積極攝取具有抗氧化作用的蔬菜或水果。在此將富含抗氧化物質的食材依顏色分成四類。本書經常提到「抗氧化」這個名詞，只要記住顏色就能輕鬆透過飲食攝取。

● **紅色（茄紅素）**：番茄、西瓜、紅肉葡萄柚等。

茄紅素是紅色、橙色、黃色的色素，也算是一種類胡蘿蔔素。**抗氧化力非常優秀**，也有益眼睛的視力健康。

● **橙色（β胡蘿蔔素）**：木瓜、柳橙、紅蘿蔔、杏桃等。

β胡蘿蔔素跟茄紅素一樣，都屬於類胡蘿蔔素。**可以提高肌膚的新陳代謝**，保持年輕美麗的膚質。

● **青色、紫色（花青素）**：藍莓、葡萄、草莓、紫芋、黑豆等。

花青素是紫色色素，富含抗氧化物質，**可以促進血液循環，預防視力變差**。

● **黃色（異黃酮）**：香蕉、檸檬、白肉葡萄柚等。

異黃酮是黃色系統的色素，具有強效抗氧化作用與抗病毒作用。

6 選購食品時，請留意GI值

最近在便利商店或超市常會看到強調「低GI值」的食物商品。GI值是指血糖上升率的數值。**如果攝取高GI值食品，血糖值會急速上升，血液裡的糖分會轉換為脂肪**，導致胰島素過度分泌，人就容易變胖。相反地，如果選擇低GI值食品，就不易變胖。在此介紹最具代表性的高GI值食品（GI值70以上）和低GI值食品（GI值70以下）。

首先介紹務必敬而遠之的高GI值食品群，使用精製白砂糖或麵粉製作的甜麵包、甜甜圈、蛋糕都是高GI值食品。糙米、蕎麥、全麥麵包、蔬菜（馬鈴薯和紅蘿蔔除外）、水果、黑巧克力等屬於低GI值食品。

不過，烹調方法或食材的組合方法也會改變食材性質，請記住將白米換成糙米，或是以全麥麵包取代一般麵包，**總之選擇優於白色食品的黑色食品就對了**。蔬菜或水果幾乎都是中GI值~低GI值的食材。尤其是富含食物纖維的生菜沙拉GI值很低，進食時第一口先吃生菜沙拉，可以緩和血糖值上升速度，預防脂肪屯積。

每餐間隔時間超過6小時的話，身體會處於輕微飢餓狀態，下一餐進食時會導致血糖值快速上升，吸收率變好。**當進餐時間間隔太長的話，最好於兩餐之間吃點堅果類的低GI值食品充飢，減肥效果更佳。**

7 了解食品的真面目，不讓毒素危害身體

可能因為我在孩童時期只吃天然食品的緣故，對於外面加工食品的原料名稱相當在意。**製作味噌根本不需要添加防腐劑，芝麻醬也不需要增黏劑的加持。**為了突顯食材原有的特色或口感，根本不需要畫蛇添足加了這麼多的添加物，但我卻發現加工食品偏偏加了許多添加物，讓我大感震驚。現今是便利購物時代，只要去便利商店或超市就能買到想要的商品。充滿人工添加物的食品當然可以裹腹，但是為了健康，千萬不要攝取這些食物。

為了身體健康，希望大家選擇安全又安心的食品，所以在此介紹挑選食材的重點，希望能對各位有所幫助。在挑選食材時，首先請看標籤，選擇品名與原料名稱最接近的商品。觀察標籤最快速的方法，第一個原則：**是否以「原料的多寡依序列出」**。如果是米味噌，最先看到的原料名稱應該是「大豆、米」。

第二個原則是**挑選「原料名稱品項少」的商品。**天然商品是利用食材原味所製作的食品，幾乎不會再添加多餘原料。

最後一個原則就是**不要選擇有「標示奇怪原料名稱」的商品**。尤其是防腐劑的「己二烯酸」、發色劑的「亞硝酸鈉」、甘味料的「阿斯巴甜」等，都是一定要避免的添加物。此外，自己親手製作的料理根本不需要加入防腐劑或漂白劑、發色劑、增黏劑。標示加了這些添加物的食品，應該摒棄不列入考量。

平時在選購食品時，就要養成檢查商品標籤的習慣，才能避免將毒素吃進身體裡。

散發淡淡甜豆香。
芝麻與豆漿是最佳拍檔！

低糖芝麻豆漿

材料（一人份）

豆漿（無糖或微糖）……150ml
磨碎的黑芝麻粒……1小匙
多寡糖……1小匙（也可不加）

作法

使用耐熱容器盛裝所有食材，放進微波爐（500瓦）加熱2分鐘。

三溫糖讓
「大豆食材」美味更突顯

暖胃黃豆漿

材料（一人份）

豆漿（微糖或無糖）……150ml
熟黃豆粉……1小匙
三溫糖（註）……1～2小匙

作法

使用耐熱容器盛裝所有食材，放進微波爐（500瓦）加熱2分半。

註：三溫糖是日本的特產，常用於製作日式甜點及料理，精製度比白糖低，帶有濃烈甜味，可在烘培原料店或日系超市購買，也可以用台灣的紅糖取代。

8 六道溫暖的「安眠飲品」，陪你渡過失眠的夜晚

想瘦得漂亮，優質睡眠也很重要。當我們在睡覺時，體內會製造酵素，也會分泌「促進脂肪分解」的生長激素。可是，**當無法熟睡時，就會阻礙這些分泌活動**。當你心神不寧，焦慮無法成眠時，建議喝杯溫暖身心的飲品。當身體溫暖了，心靈也會感到溫馨。在此介紹可以療癒身心，營造優質睡眠的熱飲。

清香薄荷與薑味的層次搭配
安撫疲憊的身心靈

薄荷薑安撫茶

材料（二人分）

綠茶（茶葉）……2茶匙
熱開水……350ml 薄荷葉……適量
薑（薄片）……2片

作法

1 將綠茶葉和熱開水倒在茶壺裡，泡1分～1分半。
2 薑片和薄荷葉放進杯裡，倒入1，蓋上杯蓋，讓薑與薄荷的香氣轉移至茶水裡。

＊綠茶葉可用兩包綠茶包代替。

散發蘋果香氣的療癒花草茶。
甘甜的白酒讓人有微醺的愉悅心情

蘋果白酒茶

材料（一人份）

蘋果薄片……1～2片
洋甘菊（茶包）……1包
水……100ml　蜂蜜……1小匙
白酒……50ml

作法

1 將洋甘菊茶包、水、白酒倒進鍋裡，以中火煮沸。
2 將蘋果和蜂蜜放杯子，倒入1。

＊白酒味甜，價格便宜，是非常適合與花草茶搭配的食材。

品名當令水果的芳香茶
苦味與甜味是絕妙組合

秋果八寶茶

材料（一人份）

喜歡的水果（如：蘋果1／8個、紅葡萄……4顆）
無糖烏龍茶……180ml
薑末……1／4小匙
蜂蜜……1小匙

作法

1 蘋果切成一口大小。葡萄直向對切，去籽。
2 所有食材置於耐熱容器，以微波爐（500瓦）加熱1分40秒。

柔和的檸檬香氣與
洋甘菊風味發揮療癒效果

洋甘菊檸香茶

材料（一人份）

檸檬薄片……2片
洋甘菊（茶包）……1包
熱開水……300ml

作法

1 將洋甘菊茶包、熱開水放進茶壺裡，泡3分鐘。
2 將1倒入杯中，再擺上檸檬片。

結　語

讓神奇蔬果汁成為生活中的一部分，每天早上一杯，愈喝愈瘦，重返青春美麗！

我可以成功瘦身20公斤，最大功勞者來自於我的自信心。當體型有了改變，原本負面思考的個性變得開朗，不論做任何事都充滿自信，我會告訴自己「先做了再說」，勇敢接受挑戰。**今年我已經37歲了，減肥已經成為生活的一部分，而且是以樂在其中的心情執行計畫。**經歷過這麼多的減肥體驗，我深刻瞭解到，保持上述的心情來減肥非常重要。就像每天化妝，讓喝果汁成為每天必做的功課，就不會覺得減肥痛苦難熬，而且不論到幾歲，都能一直維持適當的體重。

本書除了介紹果汁食譜，也提到了美麗的四季食材與食材顏色能量等活化心靈的元素。我相信像我一樣怕麻煩又沒耐心的人，一定一直在摸索如何讓早餐果汁生活更愉快，且讓減肥成效更棒的方法。

回想當初決定出版減肥書籍時，真的非常開心。但是一方面也很苦惱，我並非醫學專家或營養學專家，有資格談論與減肥有關的話題嗎？然而，在我為減肥所苦時，如果能像現在懂得這些知識的話…，或是有相同經驗的人能給予忠告的話…。我一定可以不用吃苦，更快樂輕鬆地減肥成功。我從十幾歲開始就一直在思考為了不讓自己變胖，究竟需要哪些東西或不需要哪些東西。回顧以前的我，讓我更想與大家分享我的經驗。

你也能開心渡過「減肥停滯期」

就某個意義層面來看，減肥也可以說是一種與自己的戰爭。也會遇到毫無成果，感到沮喪的時候。**這時候你要將焦點擺在自己的優點，或是身體的微小變化，不斷地誇獎努力的自己。**不論任何時候都能對自己慈悲，疼愛自己的話，自然而然地你的想法就會變得積極樂觀，也更能朝理想的自己再邁前一步。

「想要開心地渡過減肥停滯期、瘦得漂亮，想重返美麗與青春」跟我有相同願望的人，如果我的經驗能對你有所助益，是我最感到榮幸與令人高興的事。

最後想對協助本書出版工作的所有關係人，以及閱讀本書到最後一頁的讀者們致上最深的謝意。真的很謝謝你們。

藤井香江

國家圖書館出版品預行編目資料

7天瘦肚子的神奇蔬果汁：每天賣力運動，不如早餐喝果汁，3天一定瘦！90道瘦肚子的果汁食譜大公開／藤井香江原作；黃瓊仙譯. - - 初版. - - 臺北市：采實文化，民101.07
面； 公分. --（愛美麗系列；011）
ISBN 978-986-6228-37-7（平裝）
1.減重 2.果菜汁
411.94 101005020

愛美麗系列 011

7天瘦肚子的神奇蔬果汁：

每天賣力運動，不如早餐喝果汁，3天一定瘦！90道高酵特調果汁食譜大公開

酵素たっぷりで「やせ体質」になる！「朝ジュース」ダイエット

作者	藤井香江
譯者	黃瓊仙
出版發行	采實文化事業有限公司 116台北市文山區羅斯福路五段158號7樓 電話：(02)2932-6098 傳真：(02)2932-6097
電子信箱	acme@acmebook.com.tw
采實文化粉絲團	http://www.facebook.com/acmebook
總編輯	吳翠萍
主編	陳鳳如
日文編輯	王琦柔
文字校對	陳鳳如
業務經理	張純鐘
行銷組長	蔡靜恩
會計	江芝芸
行政助理	賴芝巧
美術設計	行者創意
內文排版	菩薩蠻數位文化有限公司
製版・印刷・裝訂	中茂・明和
法律顧問	第一國際法律事務所 余淑杏律師
ISBN	978-986-6228-37-7
定價	280元
初版一刷	2012年05月30日
初版五刷	2012年10月24日
劃撥帳號	50148859
劃撥戶名	采實文化事業有限公司

廣	告	回	信
台北郵局登記證			
台北廣字第03720號			
免	貼	郵	票

采實文化 ACME PUBLISHING 采實文化事業有限公司

116台北市文山區羅斯福路五段158號7樓

采實文化讀者服務部　收

讀者服務專線：（02）2932-6098

7天瘦肚子の神奇蔬果汁

【每天賣力運動，不如早餐喝果汁，3天一定瘦！
90道高酵特調果汁食譜大公開】

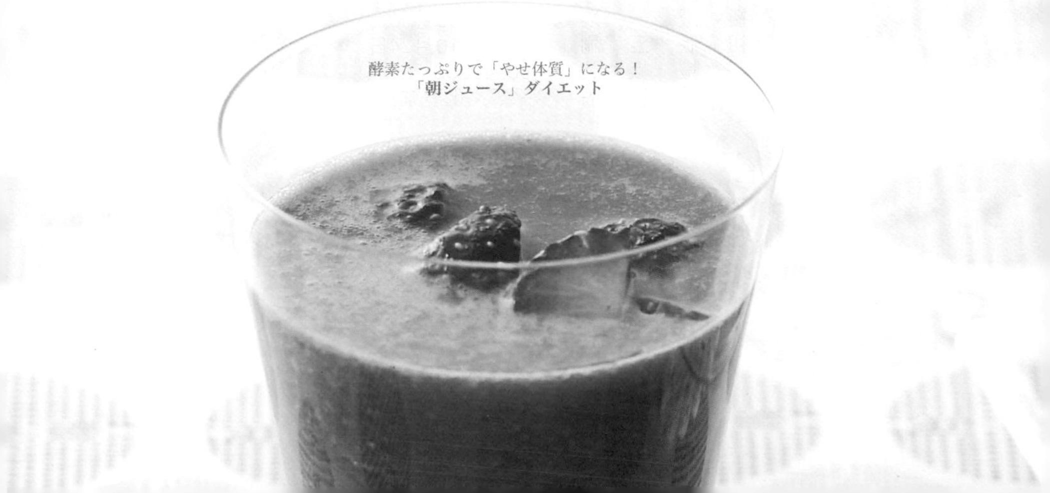

酵素たっぷりで「やせ体質」になる！
「朝ジュース」ダイエット

Beauty
愛美麗系列專用回函

系列：愛美麗011
書名：7天瘦肚子的神奇蔬果汁：每天賣力運動，不如早餐喝果汁，3天一定瘦！90道高酵特調果汁食譜大公開

讀者資料（本資料只供出版社內部建檔及寄送必要書訊使用）：
1. 姓名：
2. 性別：□男　□女
3. 出生年月日：民國　　　年　　　月　　　日（年齡：　　　歲）
4. 教育程度：□大學以上　□大學　□專科　□高中（職）　□國中　□國小以下（含國小）
5. 聯絡地址：
6. 聯絡電話：
7. 電子郵件信箱：
8. 是否願意收到出版物相關資料：□願意　□不願意

購書資訊：
1. 您在哪裡購買本書？□金石堂（含金石堂網路書店）　□誠品　□何嘉仁　□博客來　□墊腳石　□其他：＿＿＿＿＿＿（請寫書店名稱）
2. 購買本書日期是？＿＿年＿＿月＿＿日
3. 您從哪裡得到這本書的相關訊息？□報紙廣告　□雜誌　□電視　□廣播　□親朋好友告知　□逛書店看到　□別人送的　□網路上看到
4. 什麼原因讓你購買本書？□喜歡作者　□喜歡化妝　□被書名吸引才買的　□封面吸引人　□內容好，想買回去做做看　□其他：＿＿＿＿＿＿（請寫原因）
5. 看過書以後，您覺得本書的內容：□很好　□普通　□差強人意　□應再加強　□不夠充實　□很差　□令人失望
6. 對這本書的整體包裝設計，您覺得：□都很好　□封面吸引人，但內頁編排有待加強　□封面不夠吸引人，內頁編排很棒　□封面和內頁編排都有待加強　□封面和內頁編排都很差

寫下您對本書及出版社的建議：
1. 您最喜歡本書的特點：□圖片精美　□實用簡單　□包裝設計　□內容充實
2. 您最喜歡本書中的哪一個單元？原因是？

＿＿＿＿＿＿＿＿＿＿＿＿＿＿＿＿＿＿＿＿

3. 您最想知道哪位明星、名人、部落客分享自己的美麗知識？

＿＿＿＿＿＿＿＿＿＿＿＿＿＿＿＿＿＿＿＿

4. 未來，您還希望我們出版什麼方向的工具類書籍？

＿＿＿＿＿＿＿＿＿＿＿＿＿＿＿＿＿＿＿＿

即日起，只要填妥讀者回函，並於101年9月30日前寄回，
就有機會獲得由 **臺灣通用** 提供的 微笑易扣（二入／組），

中獎名單將在101年10月15日公佈於「采實文化粉絲團」

http://www.facebook.com/acmebook
讀者服務專線：（02）2932-6098#26

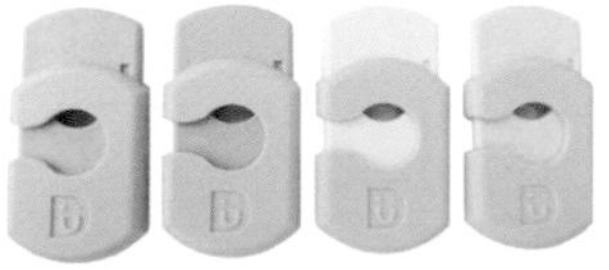

微笑易扣－多功能束口夾
（數量有限，送完為止）

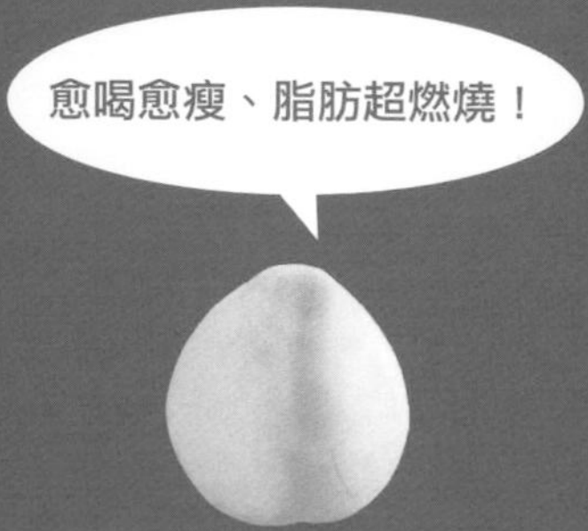
愈喝愈瘦、脂肪超燃燒！